Christian Drosten / Georg Mascolo
Alles überstanden?

ALLES ÜBERSTANDEN?

Christian Drosten
Georg Mascolo

Ein überfälliges Gespräch
zu einer Pandemie, die nicht
die letzte gewesen sein wird

Ullstein

Wir verpflichten uns zu Nachhaltigkeit
- Papiere aus nachhaltiger Waldwirtschaft und anderen kontrollierten Quellen
- Druckfarben auf pflanzlicher Basis
- ullstein.de/nachhaltigkeit

Der Abdruck der Chronologie »Drei Jahre Pandemie – Als plötzlich nichts mehr normal war. Eine Chronologie«, tagesschau.de vom 02. Februar 2023, https://www.tagesschau.de/inland/gesellschaft/corona-pandemie-rueckblick-101.html, erfolgte mit freundlicher Genehmigung von *ARD-aktuell*.

Zur besseren Vergleichbarkeit von Länderdaten wird im vorliegenden Buch auf die Website »Our World in Data« verwiesen. Die auf dieser Website aufgeführten Daten für Deutschland stammen vom Robert Koch-Institut. Referenzen zum NDR-Podcast *Das Coronavirus-Update* beziehen sich auf das Datum der Aussendung, jeweils auffindbar in der Kopfzeile des Podcast-Skripts (Download unter: https://www.ndr.de/nachrichten/info/coronaskript174.pdf).

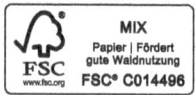

Ullstein ist ein Verlag der Ullstein Buchverlage GmbH

ISBN 978-3-550-20302-2

© 2024 by Ullstein Buchverlage GmbH, Berlin
Faktencheck: Mino Elkholy
Alle Rechte vorbehalten
Wir behalten uns die Nutzung unserer Inhalte für Text und Data Mining im Sinne von § 44b UrhG ausdrücklich vor.
Gesetzt aus der Granjon LT Std
Satz: Pinkuin Satz und Datentechnik, Berlin
Druck und Bindearbeiten: GGP Media GmbH, Pößneck

Inhalt

Vorwort 7

1 Die Pandemie und die Politik 11

»Das hier wird jetzt richtig ernst« –
Die Anfänge der Pandemie 11

Die Kanzlerin bittet um einen Telefontermin –
Überforderte Regierende, ratlose Berater 39

»Wir müssen auch mal zu Potte kommen« –
Das Ringen um politische Entscheidungen 61

»Beschränkungen, die für Geimpfte nicht gelten« –
Die Zulassung von Impfstoffen und der
Umgang mit ihnen 84

2 Die Pandemie und die Wissenschaft 107

»Niemand hat hier das letzte Wort« –
Drei Virologen, vier Meinungen 107

»Vieles hätte man wissen können« –
Erste Erkenntnisse über die Wirksamkeit
der Maßnahmen 126

3 Die Pandemie und die Medien 155

»Wenn Virologen wie Popstars durch die Medien gereicht werden« – Kritische Fragen zur Pandemie-Berichterstattung 155

4 Der Streit über die Herkunft des Coronavirus 181

»Für die Labor-Hypothese ist nichts Neues hinzugekommen« – Der Wildtiermarkt in Wuhan im Fokus 181

»Da gibt es doch gar nichts zu verbergen« – Verschwörungsmythen 195

Wie verhindern wir die nächste Pandemie? – Aufarbeitung und Vorbeugung 217

Drei Jahre Pandemie –
Als plötzlich nichts mehr normal war
Eine Chronologie 242

Anmerkungen 249

Sachregister 267

Vorwort

Wie lässt sich eine Pandemie bewältigen, wenn sich die Fragen glücklicherweise nicht mehr um den R-Wert, um exponentielles Wachstum und die Auslastung der Intensivstationen drehen? Welche Art von Aufarbeitung braucht es nach einer Katastrophe, die in nie gekannter Weise das Leben vieler Millionen von Menschen für Jahre verändert hat? Welche vom Staat zur Bekämpfung der Pandemie angeordneten Maßnahmen waren angemessen, welche übertrieben – und welche kamen zu spät? Wie gingen Politik, Wissenschaft und Medien mit dieser historischen Ausnahmesituation um? Und vor allem: Was lässt sich daraus lernen für ein nächstes Mal? Denn auch wenn niemand sagen kann, wann das sein wird, ist eines sicher: Ein nächstes Mal wird es geben. So schauen derzeit etwa Wissenschaftlerinnen und Wissenschaftler in aller Welt mit großer Besorgnis auf Veränderungen des schon lange bekannten Vogelgrippe-Virus H5N1.

Während in vielen Staaten der Welt bereits Kommissionen mit der Aufarbeitung der SARS-CoV-2-Pandemie begonnen oder diese sogar schon abgeschlossen haben, hat sich in Deutschland bislang nur wenig getan. Grund für dieses Versäumnis sind höchst unterschiedliche Interessen. Auf der einen Seite gibt es die Anhänger von Verschwörungserzählungen und die Mitglieder der »Alles-lief-falsch«-Fraktion, die sich aus Halbwissen und wissenschaftlich widerlegten

Fakten ihre eigene Wirklichkeit konstruieren. Solche Versuche der Umdeutung des Pandemiegeschehens werden von der AfD-Fraktion im Bundestag aus populistischen Motiven aufgegriffen. Auf der anderen Seite haben der Wunsch, extremistischen Kräften keine Plattform zu bieten, und die Furcht vor politischem Missbrauch der Ergebnisse einer Aufarbeitung immer wieder dazu geführt, unangenehmen Diskussionen über das Handeln der Politik während der Pandemie auszuweichen, obwohl dies so notwendig ist. Anstatt einer sachlichen Bilanz der getroffenen Maßnahmen dominieren weiterhin Emotionalität, Parteilichkeit, Eigeninteressen und Voreingenommenheit.

Die Idee zu diesem Gesprächsbuch entstand im Herbst 2023, der Anstoß kam von Christian Drosten. Zwei Gründe ließen ein solches Projekt geradezu zwingend erscheinen. Zum einen hat das Virus nicht nur gesundheitliche, sondern auch erhebliche gesellschaftliche Schäden angerichtet. Zum anderen wäre es verhängnisvoll, wenn aus dieser Pandemie keine allgemein akzeptierten Lehren gezogen würden, sei es für das politische Krisenmanagement, sei es für die wissenschaftliche Beratung der Politik, sei es für die mediale und öffentliche Kommunikation, sei es für das Gesundheitswesen. Vor allem die Themen Medien und Wissenschaft werden aus der jeweiligen Perspektive der Autoren beleuchtet. Dabei haben wir uns bemüht, uns allein von überprüfbaren Fakten und Erkenntnissen leiten zu lassen, aber auch offen zu sein für ungeklärte Fragen und Unsicherheiten.

In unser Gespräch eingeflossen sind neben damaligen und neuesten wissenschaftlichen Erkenntnissen auch Recherchen, die Georg Mascolo gemeinsam mit Katja Gloger für ein früheres Buch über die Pandemie vorgenommen hat. Christian Drosten sichtete noch einmal seine Dokumente und Mails aus der Pandemie-Zeit. Georg Mascolo ergänzte bis heute unbekannte Informationen aus dem deutschen Krisenmanagement und aus den Beratungen von Kanzlerin Angela Merkel und Kanzler Olaf Scholz mit den Ministerpräsidentinnen und Ministerpräsidenten der Länder.

Während das Buch entstand, fiel es bisweilen schwer, mit den aktuellen Ereignissen Schritt zu halten. Bei der Weltgesundheitsorganisation in Genf verhandelt die internationale Staatengemeinschaft über einen globalen Pandemie-Vertrag. Darin sollen die Pflicht, frühzeitig über neu auftretende Viren zu informieren, und die Zusage, zum Beispiel Impfstoffe und Arzneimittel weltweit schnell zur Verfügung zu stellen, festgeschrieben werden. Es ist der Versuch, aus den auf globaler Ebene gemachten Fehlern in der vergangenen Pandemie Lehren zu ziehen. Von einer besseren internationalen Kooperation jedenfalls wird es entscheidend abhängen, ob der Schutz vor Seuchen künftig so wirksam sein wird, wie er sein könnte und müsste. Niemand ist sicher, bevor nicht alle sicher sind, heißt es bei der WHO. Wie zutreffend dieser lange überhörte Satz ist, hat das SARS-CoV-2-Virus bewiesen.

Zukunft zu gestalten, heißt immer auch, aus der Vergangenheit zu lernen. Hierzu versucht dieses Buch, einen Beitrag zu leisten. Es versteht sich als Angebot, wie man die Pandemie-Zeit und die getroffenen Entscheidungen sehen kann. Keinesfalls aber, wie man sie sehen muss.

1

Die Pandemie und die Politik

»Das hier wird jetzt richtig ernst« –
Die Anfänge der Pandemie

GEORG MASCOLO: Gehen wir zu den Anfängen zurück: Wie beginnt eine solche Pandemie für einen Virologen? Am 30. Dezember 2019 hatte die New Yorker Epidemiologin Marjorie Pollack Nachtdienst bei ProMED, das ist eine Internetplattform, auf der sich Wissenschaftler und Ärzte zu Infektionskrankheiten austauschen. Dieses Frühwarnsystem gibt es seit fast dreißig Jahren. Um 23:59 Uhr drückte sie auf den Knopf und verschickte unter dem Titel »*Request For Information*« eine Nachricht, um weitere Informationen zu einer mysteriösen neuen Lungenkrankheit zu bekommen, die in der chinesischen Großstadt Wuhan aufgetaucht war.[1]

CHRISTIAN DROSTEN: Und da schauten natürlich alle hin, auch ich.

MASCOLO: Doch am Anfang wusste man so gut wie gar nichts.

Drosten: Ja, aber ich ahnte bereits früh, dass dies eine Pandemie werden würde, auch wenn mir dafür zu Beginn noch die harten Belege fehlten. Immerhin sollte es ein SARS-Virus sein, ein Erreger, an dem ich seit vielen Jahren gearbeitet habe und vor dem ich Respekt hatte. Die Abkürzung steht für »*Severe acute respiratory syndrome* – schweres akutes Atemwegssyndrom«. Im Jahr 2003 hätte die unerwartete globale Ausbreitung von SARS beinahe eine Pandemie verursacht. Nur durch große Anstrengungen konnte die Situation unter Kontrolle gebracht werden. Deshalb sagte ich in der ersten Januarwoche 2020 zu meiner Frau, dass es bald kein anderes Thema mehr geben werde.

M: Hatten Sie eine Vorstellung davon, wie eine Pandemie auch jenseits der medizinischen Fragen aussehen würde? Welche Herausforderungen das bedeuten könnte?

D: Ja, man hatte vor Augen, welche enormen gesellschaftlichen Folgen etwa die Spanische Grippe hatte. Obwohl sie mehr als hundert Jahre zurücklag – und wir vieles bis heute nicht wissen. Zum Beispiel, wie viele der Millionen Menschen an dem Virus verstorben sind und wie viele an zusätzlichen Infektionen.

M: Diese Krankheit ist dann mit einem höchst irreführenden Namen in die Geschichtsbücher eingegangen. Die Pandemie tobte in Zeiten des Ersten Weltkriegs, in den meisten Ländern herrschte Zensur, aber in Spanien konnten die Zeitungen frei berichten und taten es auch ausführlich. So kam sie zu ihrem Namen. Dabei kam das Virus vermutlich ursprünglich aus den USA. Zu seinen Opfern gehörte auch ein aus Deutschland eingewanderter Mann namens Friedrich Trump, der Großvater von Donald Trump.[2]

D: Eine Pandemie ist eine Naturkatastrophe in Zeitlupe, vergleichbar mit einem Vulkanausbruch vor den Toren der eigenen Stadt oder mit einem Kriegsausbruch. Letzteres ist körperlich und physikalisch schlimmer und unmittelbarer, man denke nur an die Menschen in der Ukraine. Doch von der Auswirkung, also was die Anzahl der Toten, die Einschnitte ins Leben, die wirtschaftlichen Verluste angeht, ist sie vergleichbar. Es kann alles kaputtgehen, aber es geschieht eben langsam.

M: Seuchen können die Welt verändern. Der Historiker Malte Thießen hat geschrieben, dass Infektionskrankheiten für unsere Eltern und Großeltern noch alltäglich waren – oder zumindest die Erinnerung daran: die Pockennarben oder die sichtbaren Behinderungen an Armen und Beinen durch die Kinderlähmung.[3] Später nannten wir manche dieser früheren Volksseuchen »Kinderkrankheiten«, die Entwicklung von Impfstoffen nahm ihnen den Schrecken. Impfungen gaben uns Immunität, ein Gefühl der Sicherheit. Das Wissen um die Gefährlichkeit dieser Krankheiten ist dann immer mehr in Vergessenheit geraten. Hinzu kommt noch ein weiterer Punkt: Die letzten Warnungen vor möglichen Pandemien haben sich – mit Ausnahme von HIV / AIDS – als überzogen herausgestellt. Weil es nicht so schlimm kam, wie man gedacht hatte, entstand in der Öffentlichkeit immer wieder der Vorwurf, es werde doch nur unberechtigte Panik geschürt.

D: Genauso war es auch in meinem Berufsleben. SARS-CoV war ein sehr gefährliches Virus. Die offiziell erfassten Infizierten hatten eine Sterblichkeit von zehn Prozent, was ein Vielfaches der ersten Zahlen für SARS-CoV-2 ausmacht. Doch es verbreitete sich nicht so stark, wie man zunächst befürchtete. 2009 trat die Schweinegrippe auf, die nach allen

Labordaten recht gefährlich aussah.[4] Dann stellte sich heraus, dass speziell ältere Menschen eine nachhaltige Immunität aus ihrer Erstinfektion mit einem ähnlichen Grippevirus aus der Kindheit besaßen.[5] Das war unser Glück.

M: Ron Klain, ein hoher Beamter aus der Obama-Regierung, räumte später ein, sechzig Millionen Amerikaner hätten sich damals mit der Schweinegrippe infiziert, man habe alles falsch gemacht: »Es war reines Glück, dass daraus nicht eines der tödlichsten Ereignisse in der amerikanischen Geschichte wurde.«[6]

D: Ja, damit meint er dasselbe wie ich: Nicht das Virus war harmlos, sondern wir hatten eine unverhoffte Immunität.

M: Ich würde noch einen weiteren Punkt machen. Es gibt mittlerweile, glücklicherweise, eine andere Sensibilität, wenn es um gesundheitliche Risiken geht. In den 1950er- und den späten 1960er-Jahren hatten wir erst die Asiatische und dann die Hongkong-Grippe mit jeweils Zehntausenden Toten in Deutschland. Schulen wurden geschlossen, die Industrieproduktion brach dramatisch ein, Bundeskanzler Konrad Adenauer musste von zu Hause aus regieren, in einem Tunnel der Berliner Verkehrsbetriebe wurden Särge gestapelt. Es ist heute noch lehrreich, nachzulesen, was damals in den Zeitungen geschrieben wurde, aber meistens nur auf den hinteren Seiten. Die öffentliche und politische Reaktion war viel zurückhaltender.[7]
Aber zurück nach Wuhan: Es kamen also die ersten Meldungen, Sie saßen am Schreibtisch in der Virologie der Charité in Berlin. Wie fand man heraus, was in China wirklich los war?

D: Man tauschte sich mit Kolleginnen und Kollegen aus, vor allem mit der Weltgesundheitsorganisation, der WHO. Das begann schon in den ersten Tagen des Januars. Wenn ich meinen E-Mail-Eingang aus dieser Zeit durchschaue, fällt mir auf, dass es weitgehend Wissenschaftlerinnen und Wissenschaftler waren, die hier reagierten. Und natürlich das RKI, das von überallher Informationen zusammentrug.[8] In dieser ersten Woche im Januar 2020 befand sich die Öffentlichkeit noch wie in einem fortgesetzten Winterschlaf. In der zweiten Woche betrafen schon neunzig Prozent meiner Mails nur noch dieses Thema. Alle waren aufgewacht. Auch die deutschen Medien.

M: Was in Wuhan geschah, wussten nur die chinesischen Behörden, und es war schnell klar, dass dort Informationen massiv unterdrückt wurden. Es gab bereits Röntgenbilder der schrecklich zugerichteten Lungen. Aber Ärztinnen und Ärzte in China, die warnen wollten, wurden von der Polizei und der chinesischen Staatssicherheit drangsaliert und bedroht. Nicht die Öffentlichkeit wurde alarmiert, sondern die Ärztinnen und Ärzte wurden mundtot gemacht. Es war so, wie es schon bei SARS gewesen ist: Eine unverantwortliche Vertuschung fand statt, die Welt wurde nicht sofort gewarnt.

D: Ich habe am 6. Januar 2020 eine Mail an meine Kollegin Zhengli Shi geschrieben, eine führende SARS-Forscherin in Wuhan.

M: Die später weltbekannt gewordene »Fledermaus-Frau«, die das Zentrum für neu auftretende Infektionskrankheiten am Institut für Virologie in Wuhan leitet. In diesem Institut befand sich damals das einzige Hochsicherheitslabor Chinas, eine Einrichtung der Schutzstufe 4.⁹ Wie kam es dazu, dass Sie ihr geschrieben haben?

D: Eine Kollegin aus dem Robert Koch-Institut hatte mich darum gebeten. Sie wusste, dass ich Fachleute in China kenne. Und ich wollte natürlich auch selbst mehr wissen. Auch aus der WHO kam der Aufruf: Wer kann etwas in Erfahrung bringen? Die Corona-Forschung war bis dahin so etwas wie ein Nischenbetrieb, die Influenza-, HIV- oder Hepatitisvirus-Forschung zog deutlich mehr Geld und Aufmerksamkeit auf sich. Die Corona-Szene war entsprechend klein. Ich hatte Zhengli Shi auf Konferenzen getroffen, in den USA und Kanada, auch einmal in Berlin, und Jahre zuvor als Editor einen Beitrag von ihr für eine Fachzeitschrift betreut. Einmal war ich sogar eingeladen, zu einer wissenschaftlichen Veranstaltung nach Wuhan zu kommen, aber ich konnte im letzten Moment doch nicht hinfahren. Es war ja durchaus so, dass man als deutscher Wissenschaftler ermutigt wurde, Kontakte nach China zu suchen. Und mein Eindruck war, es gab dort wissenschaftliche Freiheit. Ich wusste also: Sie weiß, wer ich bin, sie wird mir antworten. Also habe ich ihr diese Mail geschrieben.

M: Haben Sie die Mail noch?

D: Ja, ich lese sie mal vor und übersetze dabei: »Liebe Zhengli, ich nehme an, dass du in die aktuelle Untersuchung zu Lungenentzündungen involviert bist. Unser Gesundheitsministerium und das Robert Koch-Institut wären daran interessiert, mehr zu erfahren. Ich frage jetzt nicht nach dem exakten Ergebnis der Untersuchungen, weil mir schon klar ist, dass das vertraulich sein könnte. Aber jeder Hinweis, ob es zum Beispiel eine einzige Ursache gibt oder ob es sich doch um eine Mischung von verschiedenen Infektionen handeln könnte, wäre schon hilfreich.«

M: Sie schrieben, das könnte »vertraulich« sein. So etwas sollte es bei Krankheiten eigentlich gar nicht geben. Wie kann ein Virus ein Staatsgeheimnis sein? Leider hat das aber eine lange Tradition, auch der Hamburger Senat verschwieg 1892 erst einmal einen großen Cholera-Ausbruch aus Sorge vor den Folgen für den boomenden Hafen. Vieles ist seither besser geworden, aber wirklich gut läuft es bis heute nicht. Es gibt Staaten – angeführt von China –, die verschweigen gefährliche Seuchen aus Angst davor, der Export oder der Tourismus könnte einbrechen. Kanzlerin Angela Merkel hat 2017 auf einer Wissenschaftskonferenz auf ebendieses Problem hingewiesen: »Soll ich den Mut haben, mich bemerkbar zu machen, um größeren Schaden zu verhindern?«[10] Die Antwort auf diese Schicksalsfrage heißt zu häufig immer noch Nein. Das ist der Grund, warum sich weltweit die Geheimdienste, auch der BND, mit diesen Themen beschäftigen. Sie sollen herausfinden, was verschwiegen wird.

D: Mit dem Begriff »vertraulich« signalisierte ich lediglich mein Verständnis, dass der Erreger vielleicht schon identifiziert sein könnte, aber beispielsweise die Sequenz noch geheim war. So etwas ist nicht ungewöhnlich, man wartet ein paar Tage, bis man sich ganz sicher ist, dass zum Beispiel alle möglichen Sequenzfehler korrigiert sind. Aber Zhengli antwortete auf meine Mail Folgendes: »Lieber Christian, danke für dein Verständnis. Ich war am Anfang involviert, aber jetzt hat das China CDC die volle Zuständigkeit übernommen. Die Situation ist nicht so schlimm wie damals vor 16 Jahren, es sollte bald vorbei sein. Bitte lies unsere beiden

Publikationen in *Virologica Sinica* (2016, 31(1): 78–80; 2018, 33(1): 104–107). Tut mir leid, dass ich nicht mehr sagen kann. Zhengli«.

M: Das ist interessant. Sie sagte: Frag erst gar nicht, ich darf nichts sagen. Und sie lieferte eine Fehleinschätzung ab. Denn die Sache war nicht bald vorbei – sie würde erst so richtig außer Kontrolle geraten.

D: Die Einschätzung zu der damaligen Zeit war natürlich auch eine Frage der eigenen Information. Sicherlich konnte sie das, was kommen würde, nicht aus den ihr in der ersten Januarwoche vorliegenden Labordaten ableiten. Aber interessant war für mich etwas anderes: In der Mail hat sie diese beiden Literaturstellen aus *Virologica Sinica*, dem chinesischen Fachblatt für Virologie, erwähnt. Einen der beiden Artikel kannte ich, den anderen habe ich dann gleich angeschaut. Es geht in beiden um SARS-ähnliche Fledermausviren, nicht direkte Vorläufer von SARS-CoV-2, aber immerhin um SARS-ähnliche Viren. Sie wollte mir damit wohl eine Information zukommen lassen. Ich glaube, sie wollte helfen.

M: Diese Form der Kommunikation ist in Diktaturen und in unfreien Gesellschaften weit verbreitet. Man sagt etwas, ohne es zu sagen. Jedenfalls wussten Sie jetzt, dass Sie es mit dem Wiedergänger eines Virus zu tun hatten, über das Sie viel Kenntnis hatten: SARS.

D: Ich bin mit Zhengli Shi jedenfalls weiter in Verbindung geblieben. Als wir im Laufe des Januars dann den ersten Test für den Nachweis dieses neuen Virus entwickelt hatten, mussten wir ihn natürlich validieren.

M: Dieser früh entwickelte Test war ein bedeutender Durchbruch, und er wurde möglich, weil der chinesische Virologe Yong-Zhen Zhang von der Fudan-Universität in Schanghai das entschlüsselte Genom zur Veröffentlichung bei der internationalen GenBank eingereicht hatte. Es trägt die Bezeichnung »Wuhan-Meeresfrüchtemarkt-Lungenentzündungsvirus«.[11]

D: Wir konnten den Test sogar ohne Kenntnis der Sequenz entwickeln, denn wir hatten schon so lange an diesen Viren gearbeitet, dass wir voraussahen konnten, wie das Genom wohl aussehen würde und welche Stellen sich davon am besten für einen Test eignen. Diese Viren sind schließlich alle nah miteinander verwandt. Dass wir mit unserer Vermutung richtiglagen, sahen wir, als das entschlüsselte Genom veröffentlicht wurde. Wir entwickelten unseren Test zu Ende und publizierten ihn.[12] Darüber hinaus wollten wir die Zuverlässigkeit unserer Methode auch an realen Patientenproben überprüfen. Die gab es zu jener Zeit nur in China. Trotz einiger Probleme mit dem chinesischen Zoll erreichten unsere Tests schließlich Zhengli Shi und ihr Labor. Sie hat die Tests angewandt und mir die Ergebnisse per Mail zurückgeschickt. Das war sinnvolle wissenschaftliche Zusammenarbeit. Zhengli wollte helfen, und ich gehe davon aus, dass sie das durfte.

M: Es ist bemerkenswert, dass dies möglich war, denn das Ausmaß der Vertuschung und Verdrängung des chinesischen Staatsapparates war damals enorm – und hält ja in weiten Teilen bis heute an, etwa wenn es um die Frage geht, woher dieses Virus eigentlich stammt. Das alles geschah in einer Zeit, als die von manchen einfach »Wuhan-Virus« genannte Krankheit vor allem als chinesisches Problem galt.

Die Weltgesundheitsorganisation konnte sich zunächst nicht einigen, ob sie eine »gesundheitliche Notlage internationaler Tragweite« ausrufen sollte.[13] Man verfolgte damals die Nachrichten, aber es schien doch alles weit weg zu sein. Wann verdichtete sich eigentlich dieses Gefühl, es könnte zu einer Pandemie kommen?

D: Das entstand über den Januar hinweg. In der Community, also unter den Wissenschaftlerinnen und Wissenschaftlern, kamen immer mehr Hinweise zusammen, die auch von unseren eigenen Untersuchungen untermauert wurden. Es wurde klar: Das lässt sich gar nicht mehr verhindern, das wird eine absolute Ausnahmesituation.

M: Epidemiologen sprechen ja schon lange über Pandemien, so wie es Geologen über verheerende Erdbeben tun. Man weiß, sie kommen, man weiß nur nicht genau, wo und vor allem wann. Früher konnte sich ein Bauer beim Schlachten eines Huhns infizieren, aber er steckte dann nur seine Familie oder die Bevölkerung seines Dorfes an. Der Schiffsverkehr änderte das. Und heute? Durch die Globalisierung und den internationalen Flugverkehr reist ein neuartiges Virus in rasanter Geschwindigkeit um die ganze Welt.

D: Epidemiologisch betrachtet gibt es einen gewaltigen Unterschied zwischen Schiffs- und Flugverkehr. Nach einer langen Schiffsreise sind Sie als Infizierte oder Infizierter zumeist entweder tot oder immun. Die Reise dauert meist länger als die Krankheit selbst. Nur bei einer großen Besatzung bringt man mit dem Schiff ein Virus über den Atlantik. Das fällt dann aber als Ausbruch auf, und das Schiff wird unter Quarantäne gestellt. Ein Flugzeug bringt Infizierte noch während der Inkubationszeit überallhin.

M: Und dann sorgt ein Infizierter auf dem Oktoberfest für ein Superspreader-Event. Die Menschheit habe die Straßenverkehrsordnung des »Virenverkehrs« verändert, so nannte das der Epidemiologe Stephen Morse.[14] Mit allen damit einhergehenden Risiken. Es musste also so kommen. Haben Sie als Virologe gedacht, dass Sie eine schwere Pandemie erleben würden?

D: Nein, aber ich hatte die Einsicht, dass es ernst wird, relativ schnell und begann in den Interviews, die ich damals gab, darüber zu sprechen. Schon in einem *Spiegel*-Interview in der dritten Januarwoche sagte ich: »Daher gilt es jetzt, die Intensivstationen dafür zu rüsten, falls mehr Patienten kommen.«[15] Ansonsten habe ich zu dieser frühen Zeit versucht, keine Angst zu schüren. Und ich habe gedacht: Die Leute müssen verstehen, dass man jetzt zusammenhalten muss.

M: Und Sie begannen auch, die Politik zu warnen?

D: Das war zunächst gar nicht meine Überlegung, ich wollte die Öffentlichkeit warnen. Das hatte sicher auch Effekte auf die Politik. Am 28. Januar 2020 sagte ich bei *tagesschau.de*: »Das ganze Medizinsystem in Deutschland muss sich schon jetzt auf eine mögliche Pandemie vorbereiten. Wir müssen unsere Denkweise ändern, von ›Wir halten das Virus aus dem Land‹ zu ›Es könnte eine Pandemie auf uns zukommen‹. Das heißt, wir müssen die Pandemiepläne rausholen, um auf einen möglichen Massenanfall von Patienten vorbereitet zu sein.«[16]

M: Das kann man schon fast wie eine Anweisung an die Politik verstehen.

D: Ja, aber mir war vor allem klar, dass das Ganze nur zu bewältigen sein wird, wenn die Menschen verstehen, was eine Pandemie bedeutet. Sie mussten wissen, dass ihr gerade erst begonnenes Jahr nicht so aussehen würde, wie sie es sich vorgestellt hatten. Wie sie es sich erträumt hatten. Auch wenn es noch nicht so weit war, war eine Verhaltensänderung die wichtigste Intervention gegen die Pandemie.

M: Rückzug ins Private, andere Menschen meiden, so wie es bei Seuchen seit Jahrhunderten geschieht. Heute wird das »nicht-pharmazeutische Intervention« genannt.

D: So etwas machen Menschen nur, wenn sie verstehen, warum es notwendig ist. Dass der Staat so etwas wie Lockdowns und generelle Ausgangssperren anordnet, lag damals außerhalb meiner Vorstellungskraft. Ich habe gedacht, das läuft rein über die Kommunikation und übers Erklären, jeder erkennt die Gefahr und verhält sich entsprechend. Das galt für mich noch bis in den März 2020 hinein. Man kann es in den frühen Podcast-Folgen nachhören.

M: Ich glaube, dass es in der Politik anfangs gar nicht so anders war, obwohl das Seuchenrecht ursprünglich Teil der staatlichen Polizeigewalt gewesen ist, und zwar in der denkbar härtesten Form: »Sanitätspolizeiliche Maßnahmen« erlaubten schon immer harte Repression und weitreichende Freiheitsbeschränkungen. Noch die Adenauer-Regierung überlegte, das Postgeheimnis einzuschränken, damit sich in Quarantäne befindliche Personen nicht heimlich Ausbruchswerkzeuge schicken lassen konnten.[17] Verstörend finde ich darüber hinaus die Sprache im Infektionsschutzgesetz, die teils direkt aus den alten Seuchengesetzen des Deutschen Reiches und aus der Frühzeit der Bundesrepublik übernommen worden ist: Infektiöse Personen werden »Ausscheider« genannt und zur Quarantäne Verpflichtete »Abgesonderte«. Das alles scheint wie aus einer finsteren Vergangenheit. Wer hat sich schon das Infektionsschutzgesetz angeschaut oder sich jemals politisch damit beschäftigt?[18]

D: Ich lag bei meiner persönlichen Einschätzung zur Freiwilligkeit von Verhaltensänderungen komplett falsch. Mich hat die Politik eines Besseren belehrt. Wenn die Eingriffe durch die Politik nicht stattgefunden hätten, dann hätten wir in Deutschland wohl eine Katastrophe erlebt.

Erste Corona-Fälle in Deutschland

M: Noch mal ein Sprung zurück: Welche Gründe führten dazu, dass Ihre Befürchtung, es könnte zu einer Pandemie kommen, letztlich zur Gewissheit wurde?

D: Zum einen die Webasto-Kohorte ...

M: Das waren die ersten deutschen Patientinnen und Patienten im Januar 2020, allesamt Mitarbeiter eines Automobilzulieferers in Stockdorf bei München, der auch Werke in China hat, oder deren Familienangehörige. Die jüngste Produktionsstätte von Webasto wurde im September 2019 in Wuhan, einer Metropole, in der die deutsche Industrie schon lange aktiv war, fertiggestellt und von Angela Merkel eröffnet. Die Kanzlerin ist also kurz vor Ausbruch der Pandemie noch dort gewesen.[19] Das Virus erreichte dann Deutschland über den Flughafen in München, als eine chinesische

Mitarbeiterin, die sich infiziert hatte, zu Schulungen nach Stockdorf gereist ist.[20]

D: Mein Labor hat eng mit den behandelnden Ärztinnen und Ärzten und dem Institut für Mikrobiologie der Bundeswehr in München zusammengearbeitet, wo die ersten Proben vor Ort getestet wurden. Gemeinsam untersuchten wir die Proben der infizierten Webasto-Mitarbeiter und ihrer Familienangehörigen. Am Anfang sah es so aus, als hätten die Patienten harmlose Symptome wie bei einer simplen Erkältung. Aber das Virus vermehrte sich aktiv im Rachen und sammelte sich dort in vieltausendfach höherer Konzentration, als dies bei SARS der Fall war.[21] Dann stellte sich auch noch heraus, dass das Virus schon übertragen wurde, bevor man sich auch nur krank fühlte und selbst zurückziehen konnte. Eine infizierte Person hatte eine andere in der Gruppe zwei Tage, bevor sie selbst Symptome hatte, angesteckt. Das konnten wir über die Virussequenz beweisen, da bei beiden Personen ein- und dieselbe Mutation des Virus festgestellt wurde.[22] Da wurde mir klar: Das hier wird jetzt richtig ernst. Bis dahin hatte ich die Vorstellung, das Ganze läuft wie damals bei SARS, die Krankheit wird sich nicht so stark verbreiten, auch wenn sie eine hohe Sterblichkeit aufweist. Die Webasto-Kohorte hat mir die Augen geöffnet. Wir hatten es mit einem komplett anderen Szenario zu tun. Passend dazu zeigten sich bei Patienten eines von der Bundesregierung organisierten Rückholfluges aus Wuhan, die meine Kollegin Sandra Ciesek Anfang Februar 2020 in Frankfurt untersuchte, ebenfalls vor allem milde Symptome.[23]

M: Also eine meist milde, aber dafür stark infektiöse Erkrankung, die sich zu Beginn tarnt – und gerade dadurch dafür sorgt, dass Infizierte viele andere Menschen anstecken können.

D: Ja, das war eine ganz neue Einschätzung. Bestätigt hat mir das auch eine Konferenz mit chinesischen Wissenschaftlern am 6. Februar 2020. Die Leopoldina hatte es geschafft, diese Videokonferenz mit der chinesischen Wissenschaftsakademie zu organisieren. Der damalige Altpräsident Jörg Hacker, früherer RKI-Präsident, hatte wohl seine Kontakte spielen lassen. Während der Konferenz standen die chinesischen Epidemiologen erkennbar unter Zeitdruck und schrieben nebenher auf ihren iPads und Smartphones. Dennoch konnten wir ihnen ein paar konkrete Fragen stellen. Ich habe nach der sogenannten *Secondary Attack*-Rate gefragt, das klingt kompliziert, aber das ist ein Standardwert, mit dem sich das epidemiologische Potenzial einer Krankheit erkennen lässt. Er gibt an, wie viele Personen, die beispielsweise in einem Haushalt leben, infiziert werden, nachdem sie Kontakt mit einer bereits angesteckten Person hatten. Die Antwort war: 15 Prozent. Das ist eine hohe Zahl, vergleichbar mit der sehr übertragbaren Influenza. Die Webasto-Kohorte und die Leopoldina-Schalte machten deutlich, dass das, was man immer befürchtet hatte, tatsächlich eintreten würde. Es würde etwas Großes kommen, die absolute, einmal in Generationen auftretende Ausnahmesituation. In dieser Schalte war meiner Erinnerung nach auch die Epidemiologin anwesend, die den Lockdown in Wuhan konzipiert hatte.

M: Die Bilder gingen um die Welt, eine Millionenstadt abgeriegelt, Behelfskrankenhäuser innerhalb von Tagen errichtet.

D: Mir kam diese chinesische Reaktion so vor, als wolle man im allerletzten Moment das Schlimmste verhindern. Es gab damals bereits den Verdacht, dass das Virus wie zuvor das SARS-Virus von einem Wildtiermarkt stammen könnte. Ich kenne solche Märkte, dort werden Wildtiere oft lebend gehandelt und vor Ort geschlachtet.

M: Wildtiere werden gegessen, sie gelten als Spezialität. Und manchmal werden sie auch für die Herstellung von Potenzmitteln verwendet ...

D: An solchen Orten können Krankheitserreger auf den Menschen übergehen. Zu Beginn hatten die chinesischen Behörden, vermutlich nicht ohne Grund, noch von einem »Fischmarkt« oder »Meeresfrüchtemarkt« in Wuhan gesprochen. China hatte im Nachgang zum SARS-Ausbruch im Jahr 2003 zumindest für eine Zeit lang diese Märkte verboten.[24] Jetzt war wohl etwas schiefgegangen, und man versuchte zumindest, die Welt vor den Folgen zu schützen. Das war aus meiner damaligen Sicht einer der Gründe für diese starke Reaktion in Wuhan. Irgendwie hatten sie wohl die Hoffnung, dass die Maßnahmen funktionieren würden, dass die Infektionskrankheit in Wuhan bleiben würde. Oder zumindest in China.

M: So etwas wie diesen Lockdown in Wuhan hatten wir alle noch nie gesehen und nicht für möglich gehalten. Und doch schien es vielen auch sehr weit weg. So jedenfalls war die Stimmung bei uns in Deutschland. Wirklich erstaunlich allerdings finde ich noch etwas anderes: Ich habe damals nicht feststellen können, dass auch nur so etwas wie ein stiller Alarm in den Regierungsbehörden und im Gesundheitssystem ausgelöst wurde, geschweige eine kluge Vorsorge, dank derer aus einer Krise nicht gleich eine Katastrophe wird. Wir wissen nicht, was kommt, aber Achtung, das hier könnte ganz übel werden. Sind die Pläne für die Pandemiebekämpfung auf dem neuesten Stand? Werden sie auch gelesen? Liegt, wie vorgeschrieben, genügend Schutzausrüstung – dazu gehören auch Masken – im Keller? Eine solche Bevorratung war 2013 nach einer Großübung zu biologischen Gefahrenlagen gleich als erste Maßnahme festgelegt worden.[25] Für Tierseuchen gibt es ein Ampelsystem, das auf den Stand des Risikos hinweist, für mögliche Waldbrände gilt ein fünfstufiger Gefahrenindex. Aber für das Risiko, dem Menschen ausgesetzt sein können, gab es kein entsprechendes Instrumentarium. Dies kritisierte damals auch Nassim Nicholas Taleb, dessen Buch *Der Schwarze Schwan* 2007 ein Bestseller wurde: »Regierungen wollten im Januar keinen Penny opfern, jetzt werden sie Billionen zahlen.« Er nannte Politiker, aber auch uns Journalisten »naive Empiristen«, unfähig zu erkennen, was kommen wird.[26] Wie an so vielen anderen Orten auf der Welt gab es auch in Deutschland keine Sturmwarnung. Man kann sicher nicht perfekt auf eine Pandemie vorbereitet sein, aber man kann ganz sicher zu wenig vorbereitet sein.

D: In so etwas war ich nicht eingebunden, da müsste man eher das Robert Koch-Institut fragen. Mein erster Termin war eine Krisensitzung im Auswärtigen Amt am 22. Januar 2020. Teilnehmer waren der Medizinische Dienst der deutschen Botschaften, insbesondere in Asien, und Vertreter und Vertreterinnen von mehreren Bundesministerien und Behörden. Klar war jedenfalls früh, dass wir es mit einer neuartigen Krankheit zu tun hatten, die sich schnell übertrug und für die es keine Behandlungsmöglichkeit oder gar einen Impfstoff gab. Es war notwendig, überhaupt erst einmal zu verstehen, worin die Gefahr lag. Doch ich bin mit meiner Botschaft in der Öffentlichkeit nicht so durchgedrungen, wie ich es gemeint hatte. Es ging nicht um die Frage, ob man jetzt am nächsten Wochenende noch in ein Restaurant gehen kann, sondern um einen Zeitpunkt in der Zukunft, an dem es sehr ernst werden würde.

M: Eines war also sehr früh klar: Was für ein Glück, SARS-CoV-2 ist nicht so tödlich, wie es das erste SARS-CoV war. Und was für ein Pech: Es überträgt sich viel einfacher. Sie waren damals in den Medien schon sehr präsent, die wichtigste Stimme vermutlich. Was haben Sie unternommen, um diese Zusammenhänge deutlich zu machen?

D: Einmal habe ich ein Hintergrundgespräch mit einer ZDF-Journalistin geführt. Es gab schon so viele Nachrichtenbeiträge, aber die waren allesamt eher eine Art von Servicejournalismus mit Ratschlägen wie »Bitte in die Ellenbeuge niesen und richtig die Hände waschen«, dabei wusste ich, dass ein solches Verhalten bei diesem Virus keine besondere Rolle spielen würde. Ich wollte der Journalistin darlegen, dass man etwas tun kann, aber dass man nicht das Falsche vermitteln sollte, denn man würde damit ein falsches Gefühl von Sicherheit schaffen. Nach dem Gespräch bekam ich diese Mail von einem Autor beim Sender: »Ich schreibe Ihnen, weil mir meine Kollegen aus Mainz eine Information zugespielt haben, die sich laut Aussage eines Kollegen aus einem Hintergrundtelefonat oder -gespräch von Ihnen mit jemandem aus unserer *ZDF-heute*-Redaktion ergeben hat. Es heißt, dass Sie die ZDF-Berichterstattung mit Blick auf Gefahren für Deutschland als zu zurückhaltend empfinden sollen. Vor allem, weil Deutschland wohl nicht so gut auf eine Pandemie vorbereitet wäre, wie von den Gesundheitspolitikern immer wieder behauptet. Ich schreibe das in aller Zurückhaltung und möchte das gern verifizieren. Sollte die

Information stimmen, dann nehmen wir das Thema gern auf. Am Donnerstag wäre ein guter Zeitpunkt, weil die EU-Gesundheitsminister in Brüssel beraten und Sie mit Prof. Wieler und Ihren Kollegen bei der Veranstaltung der Leopoldina auf die Frage der Pandemie-Vorbereitungen in Deutschland eingehen wollen. Ich bitte Sie um eine kurze Rückmeldung, damit ich weiß, ob das Thema ein Thema ist oder nicht.«

M: Was haben Sie geantwortet?

D: Am 11. Februar 2020 schrieb ich zurück: »Mir geht es nicht darum, dass Deutschland nicht vorbereitet ist. Das kann ich nicht beurteilen oder sollte ich zumindest aus meiner Warte nicht bewerten. Auch Lothar Wieler als Vertreter einer Bundesoberbehörde kann da wahrscheinlich nur Sekundärinformationen liefern. Wichtig ist es, mit Krankenhauschefs und Leitern von LANDESgesundheitsbehörden zu sprechen. Der Bund ist für die Gesundheitsfürsorge der Bevölkerung nur in einer koordinierenden Rolle zuständig. Behördlich verantwortlich sind die Länder. Die Last liegt bei den örtlichen Gesundheitsämtern und den Krankenhäusern. Bei den Krankenhäusern geht es darum, dass das Vergütungssystem die Bettenauslastung extrem unter Druck gebracht hat. Aber wie gesagt: Das ist nicht mein Fachgebiet. Was ich eigentlich in dem Hintergrundgespräch meinte, ist die unzureichende ›geistige‹ Vorbereitung der Bevölkerung auf eine kommende Pandemie. Denn das ist es ja, wonach man in Wirklichkeit fragt, wenn es darum geht, ob wir ›vorbereitet‹ sind. Es wird zu viel über Nebenschauplätze (Tierquelle, Rückführungsflüge) berichtet, und man gewinnt den Eindruck, dass uns diese Erkrankung in Deutschland nicht betrifft, weil unsere Behörden so effizient sind und Deutschland so ›gut aufgestellt‹ sei. In Wirklichkeit wissen wir gar nicht, wann und mit welcher Kraft die Pandemie uns erreicht. Ich kenne niemanden, der sich professionell mit dieser Erkrankung befasst und noch glaubt, dass eine Pandemie zu vermeiden ist. Auch die Diskussion ›Wie kann sich der Normalbürger schützen?‹ ist abwegig, ohne überhaupt zu erklären, wie sich das Virus verbreitet und wie nicht. All die allgemeinen Empfehlungen zum Händewaschen usw. haben in Wirklichkeit fast keine Wirkung. Ich würde mir wünschen, dass man jetzt beginnt, Unsicherheiten zu kommunizieren und gleichzeitig das an die Öffentlichkeit mitzuteilen, was man inzwischen weiß: Es gibt keinen Impfstoff und kein Medikament, auch nicht in absehbarer Zeit. Es sterben ältere Patienten und überzufällig häufig Männer. Die Krankheit beginnt wie eine harmlose Erkältung, und Patienten sind selbst mit ganz milden Anfangssymptomen schon infektiös. Eine Verschlechterung des Krankheitsverlaufs (oder eine Gesundung) erfolgt erst nach der ersten Woche. Kinder sind kaum betroffen. Das Virus repliziert hochaktiv im Rachen und wird deswegen leider wie andere Erkältungskrankheiten übertragen. Wenn das Virus erst einmal in der Community zirkuliert, holt man sich die Infektion im Alltag ohne erinnerbaren Kontakt mit einem Kranken. Auch eine Zeitvorstellung sollte man kommunizieren. Die Bevölkerung sollte so langsam zu der Erkenntnis kommen: Nicht vielleicht, sondern praktisch sicher, und zwar innerhalb der nächsten paar Wochen bis Monate, haben wir eine erste Pandemie-Welle in Deutschland und ganz Europa. Ich weiß, dass es schwer ist, das im Rahmen einer Nachrichtensendung zu kommunizieren.«

M: Das heißt, wenn auch höflicher formuliert: Fangt endlich an, euch mit den wirklich wichtigen Fragen zu beschäftigen.

D: Genau. Ich habe gehofft, dass dieser »Händewaschen«-Journalismus gepaart mit ein paar Bildern von Fledermäusen sofort ein Ende finden würde.

M: Die Mail vom ZDF bekamen Sie am 11. Februar um 12:14 Uhr, um 12:54 Uhr schickten Sie bereits die Antwort zurück. Die Sache war Ihnen erkennbar wichtig. Da bleiben für mich diese Fragen: Hätten Sie da nicht lauter sein müssen? Auf wen sonst hätte man gehört?

D: Man kann meine damalige Ambivalenz vielleicht am besten aus der Antwort entnehmen, die ich demselben Journalisten auf eine Rückfrage noch am selben Tag gab. Er fragte mich: Wieso jetzt alles lahmlegen, wenn das Virus doch angeblich harmloser sei als das Grippevirus. Ich antwortete: »Ich denke inzwischen, dass das Virus gefährlicher als Influenza ist. Das würde ich aber so nicht öffentlich sagen. Wir sollten besser telefonieren.«

M: Das verstehe ich nicht. Warum haben Sie es nicht einfach deutlich gesagt?

D: Mir war eben klar, dass es auch kontraproduktiv sein könnte, Angst zu erzeugen. Und dass es schwer ist, in den Medien eine nicht sofort, sondern erst mittelfristig gültige Warnung zu geben. Ich habe mir das im Fernsehen jedenfalls nicht zugetraut. In dem Podcast, der wenig später begann, wurde es durch das reflektierte Gespräch mit den Journalistinnen möglich. Sie stellten einfach sehr gut dosierte und treffende Nachfragen, sodass ich nicht missverstanden werden konnte. Zu diesem Zeitpunkt ging dann auch die Politikberatung los. Dort konnte man eine differenzierte Botschaft durchaus platzieren.

M: Ich glaube bis heute, dass die erfolgreiche Behandlung der sogenannten Webasto-Patienten zunächst zum Gefühl der Sicherheit beigetragen hat. Niemand erkrankte schwer, die Betroffenen, hieß es, seien »pumperlgsund« und quälten sich auf der Isolierstation mit Langeweile. »Denen ist so langweilig, dass sie uns ständig mit der Entlass-Frage nerven«, berichtete der behandelnde Chefarzt.[27] Die Gefahr für die Gesundheit der Menschen in Deutschland sei gering, hieß es von Gesundheitsminister Jens Spahn und dem RKI. Es entstand das Bild: Wir haben alles im Griff, wir müssen uns keine Sorgen machen.[28]

D: Das RKI bezog sich damals aber nur auf die momentane Lage. Mir war und ist es wichtig, niemandem Vorwürfe zu machen. Meine Botschaft war: Das ist eine Naturkatastrophe. Niemand ist daran schuld, man kann dagegen gar nicht gut aufgestellt sein. Bei einem exponentiellen Wachstum einer Krankheit macht es doch keinen entscheidenden Unterschied, ob man 3000 oder 5000 Intensivbetten hat. Diese Differenz ist schon bei einer Verdopplung der Krankheitsfälle überschritten, und die Verdopplungszeit beträgt vielleicht eine Woche. Der deutsche Entwarnungsprofessor, dieser eingeübte Reflex: »Es wird schlimm, aber nicht bei uns, ja, es sind auch Deutsche unter den Opfern, aber im Ausland«, das funktionierte nicht mehr. Es hätte auch nichts gebracht, einfach die Grenzen dicht zu machen und genügend Beatmungsgeräte für die Intensivstationen zu kaufen, als würde eine Behandlung nur davon abhängen.

M: Jens Spahn hat in seinem Buch *Wir werden einander viel verzeihen müssen* geschrieben, seine Kommunikation in dieser frühen Phase der Pandemie sei ein Fehler gewesen. »Ich möchte dazu auffordern, dass wir alle mit der nötigen

Gelassenheit damit umgehen«, hatte er wieder und wieder erklärt.[29]

D: Na ja, viele Journalistinnen und Journalisten haben es auch so gesehen. Sie haben damals schon mit Ihrer Frau Katja Gloger mit den Recherchen für ein Buch über die Pandemie begonnen. Hatten Sie da eine Ahnung? Oder gab es doch Insiderinformationen unter Journalisten?

M: Wir haben unsere Recherche aus Beunruhigung begonnen. Etwas nicht zu verstehen, ist immer ein starker Impuls. Ich kann es genau festmachen, es waren die Tage ab dem 14. Februar 2020, die Münchner Sicherheitskonferenz fand statt. Katja hatte schon früher für den *Stern* über Pandemien berichtet, etwa während der Vogelgrippe aus Vietnam.[30] Auf besagter Sicherheitskonferenz moderierte ich ein Panel zum Thema biologische Bedrohungen, denn mit Biowaffen habe ich mich seit den 1990er-Jahren immer wieder beschäftigt. Doch dann sprachen wir in München vor allem über China und dieses neuartige Virus. Lothar Wieler war einer der Teilnehmer meines Panels, aber ihn kannte noch kaum jemand, er lief unbemerkt durch die vollgestopften Gänge des Bayerischen Hofs, in denen sich Menschen die Hände gaben oder um den Hals fielen. Die Veranstalter hatten nur Fläschchen mit Desinfektionsmitteln ausgegeben, auf denen stand: *»So that things don't get out of hand.«*

D: Das war ja ganz typisch für die Stimmung damals. Man machte höfliche kleine Scherze über etwas, das man nicht wirklich so kommen sah.

M: Eine mögliche Pandemie war eines der Themen in München, aber auch nur eines unter vielen. Wäre ich nicht der Moderator dieses Panels gewesen, wäre ich vermutlich auch nicht zu der von mir beschriebenen Veranstaltung gegangen. Diese Konferenz soll ja nach vorne schauen und identifizieren, was bedrohlich werden könnte. Das ist im Jahr 2020 nicht gelungen. Die Experten der großen Gesundheitsorganisationen klangen noch frustrierter als die Generäle der Bundeswehr. Niemand hörte ihnen zu, als sie sagten, die Mittel für die Identifizierung und Bekämpfung neuer Krankheiten seien viel zu gering. WHO-Chef Tedros Adhanom Ghebreyesus sprach sogar von gefährlicher Ignoranz: »Die Welt gibt Milliarden aus, um sich auf terroristische Attacken vorzubereiten, aber vergleichsweise wenig, um sich auf den Angriff eines Virus vorzubereiten, das sehr viel tödlicher sein und Wirtschaft, Politik und Gesellschaft viel härter treffen könnte.«[31] Der Saal war halb leer, als er diese Warnung aussprach.

D: Viren sind eben Teil der Natur. Krieg und Terrorismus scheinen wohl greifbarer.

M: Den größten Auftritt hatte dann der chinesische Außenminister Yi Wang. Er sagte, er komme direkt von der »Front«, China führe einen »Krieg ohne Rauch«, und auf den »Sturm folgt der Regenbogen«.[32] Da gab es schon die Meldungen über den Tod des tapferen Arztes Wenliang Li, der frühzeitig im Internet vor der Krankheit gewarnt hatte und daraufhin von der Polizei in Wuhan bedroht worden war. Er arbeitete dennoch weiter und engagierte sich bei der Behandlung von Patienten.[33] Der WHO-Chef aber lobte China für seinen Kampf gegen Covid. Wir waren baff.

D: Zu diesem Zeitpunkt, denke ich mal, wusste die chinesische Führung schon genau, was los war. Die hatten sehr viele Daten, wir hatten nur die Webasto-Patientinnen und -Patienten, dann noch die Patienten von dem Rückholflug von Wuhan nach Frankfurt.[34]

M: Auch unter den Expertinnen und Experten in München war Beunruhigung zu spüren. Ein paar Tage später wurde schließlich in Berlin ein Krisenstab einberufen, der Corona-Ausbruch im Landkreis Heinsberg war der Auslöser gewesen. Der Staatssekretär aus dem Gesundheitsministerium und der zuständige Abteilungsleiter für Gesundheitssicherheit baten am 24. Februar 2020 um einen dringenden Termin im Innenministerium. Es ging um »Eindämmung« und um »Mitigation«.[35]

D: Die Fachsprache der Epidemiologie ...

M: ... die damals kaum jemand kannte und schon gar nicht verstand. Sie musste erst einmal gelernt werden. Also fragten die Beamten des Innenministeriums nach, was das denn bedeute, und bekamen zur Antwort: Man müsse Vorkehrungen für Ausgangssperren treffen, es gehe jetzt darum, die Wirtschaft lahmzulegen sowie die Bevölkerung aufzufordern, Lebens- und Arzneimittelvorräte anzulegen. Damit begann eine Zeit der Dystopie. Es ist bis heute unglaublich, was in den darauffolgenden Wochen in der Bundesregierung alles gedacht und für möglich gehalten wurde. Dass Supermärkte und Apotheken beschützt werden müssten, damit es nicht zu Plünderungen komme, ob man nicht »Verteilstellen« für notwendige Güter einrichten müsse.[36] Der damalige Bundestagspräsident Wolfgang Schäuble wollte debattieren lassen, ob man nicht Vorbereitungen für ein Notparlament treffen müsse, falls nicht alle Angehörigen des Bundestages wegen der Infektionslage in den Reichstag kommen könnten.[37] Solche Regelungen sieht das Grundgesetz eigentlich nur für den Kriegsfall vor.

Sie begannen in jenen Tagen im Februar 2020 den Podcast auf NDR-Info, der sofort von Millionen gehört wurde.

D: Der Podcast wurde vom NDR initiiert, nicht von mir. Die breite Hörerschaft ist zweifellos auf die journalistische Qualität zurückzuführen. Es wurde hier exzellenter Wissenschaftsjournalismus betrieben. Die Zusammenarbeit mit Korinna Hennig war für mich äußerst bereichernd. Sie hat sich so gründlich in die Thematik eingearbeitet, dass sie stets die für das Publikum relevanten Aspekte herausarbeiten konnte. Anfangs haben wir die Folgen täglich und ohne jede Vorbereitung meinerseits aufgenommen. Das war schon eine sehr effektive Konstellation, auch dank des Rechercheteams im Hintergrund. Später fand nur am Nachmittag vor den Aufnahmen ein grobes Vorgespräch über die Gliederung und die wissenschaftlichen Veröffentlichungen statt, die wir besprechen wollten. Korinna Hennig hatte oft genauso viel gelesen wie ich, allerdings meist andere Artikel, was sich sehr gut ergänzte. Mit meiner Kollegin Sandra Ciesek, die ab dem Sommer 2020 dazustieß, gab es übrigens keine Absprachen. Zu dieser Zeit waren wir beide so beschäftigt, dass wir es oft nicht schafften, die Folge vom jeweils anderen aus der Vorwoche anzuhören. Dennoch kamen wir regelmäßig zu gleichen Ansichten.

Als mich der NDR damals im Februar ansprach, empfand ich, dass eine öffentlich-rechtliche und frei verfügbare Medienquelle geeignet ist, die Bevölkerung direkt zu informieren. Heute bin ich froh, das so gemacht zu haben. Alle meine Aussagen sind von Anfang an im O-Ton nachzuhören und zu lesen. Das hat schon so manches Mal geholfen, wenn versucht wurde, meine Aussagen in ein anderes Licht zu stellen.

Der Eindruck, dass ich in allen Medien vertreten war, lag übrigens daran, dass viele Zeitungen immer wieder aus dem Podcast zitierten. Tatsächlich habe ich neben dem Podcast während der ganzen Pandemie nur wenige zusätzliche Interviews gegeben.

Die Kanzlerin bittet um einen Telefontermin –
Überforderte Regierende, ratlose Berater

M: Wann hat die Politik eigentlich begonnen, sich an Sie zu wenden?

D: Ende Januar 2020 gab es Beratungsrunden, zum Beispiel im Auswärtigen Amt, zu denen ich mit anderen Wissenschaftlerinnen und Wissenschaftlern eingeladen wurde. Einer der ersten Spitzenpolitiker, die sich mit einem Beratungswunsch meldeten, war die Kanzlerin Angela Merkel. Sie bat höflich um einen Telefontermin und war dann tatsächlich persönlich am Telefon, um zu fragen, ob ich Zeit für ein Beratungsgespräch hätte. Hatte ich natürlich. Wir trafen uns zu einem Vier-Augen-Gespräch in ihrem Büro. Mit dem Fahrrad fuhr ich von der Charité in Berlin-Mitte einmal über die Spree und lehnte nach der Ausweiskontrolle mein Fahrrad an die Wand im Innenhof des Kanzleramts. Ich hatte eine Kladde mit ein paar Zeichnungen und Zahlen vorbereitet, mögliche Verläufe der Pandemie, um im Gespräch etwas zur Verdeutlichung in der Hand zu haben. Aber das brauchte ich gar nicht. Sie hat sofort verstanden, worum es rechnerisch ging.

M: Physikerin eben. Es ist schon nicht schlecht, wenn man etwas Richtiges gelernt hat. Haben Sie diese Kladde noch?

D: Die habe ich der Kanzlerin dagelassen. Aber viel interessanter als die Zahlen war eine, wenn auch kurze, ethische Diskussion, die wir hatten. Ich habe ihr damals schon gesagt, dass die Alten und die Armen besonders betroffen sein würden.

M: Was jedenfalls für die Armen historisch leider in jeder Seuche gegolten hat.

D: Ja, das stimmt. Und ich habe sie darauf hingewiesen, dass in der Vergangenheit in manchen Ländern auch diskutiert wurde, ob man bei einer Pandemie in verlorenen Lebensjahren rechnet und nicht in verlorenen Menschenleben.

M: Was dann bedeuten würde, dass in einer solchen gesundheitlichen Notlage nicht mehr der Schutz eines jeden menschlichen Lebens gleichrangig ist.

D: Es war sofort klar, dass dies für sie kein Denkmodell war. Und für mich auch nicht.

M: Ich erinnere mich an Gespräche mit Politikerinnen und Politikern in dieser Zeit. Sie hatten den Bericht des Deutschen Instituts für Katastrophenmedizin gelesen,[38] der infolge eines Berichts der Universitätsklinik Straßburg verfasst worden war. Darin wurde behauptet, dass in der Klinik über achtzig Jahre alte Patientinnen und Patienten nicht mehr beatmet würden.[39] Das Schreckenswort »Triage« war auf einmal präsent.
War die Kanzlerin damals Ihr erster Politik-Kontakt?

D: Der Gesundheitsminister hat mich, glaube ich, ein paar Tage zuvor kontaktiert. Grundsätzlich leitete ich das Konsiliarlabor für Coronaviren, also ein nationales Referenzlabor, das dem Gesundheitsministerium und dem Robert Koch-Institut offiziell mit Beratungs- und Servicefunktionen zur Seite steht. Daher gab es schon Kontakt zu beiden Stellen, aber dabei ging es eher um technische Fragen auf der Arbeitsebene, etwa: Wie lange wird das Virus ausgeschieden? Oder: Wie lange sollte der Zeitraum einer Quarantäne sein? Es gab dann auch aufgrund des Podcasts viele Rückfragen von Referentinnen und Referenten aus verschiedenen Ministerien. Später meldeten sich andere Entscheidungsträger wie der Innenminister. Ich wurde meistens gemeinsam mit Lothar Wieler eingeladen, und dieser hatte sicherlich noch viel mehr solcher Beratungstermine als ich. Für meinen Teil hätte ich einfach sagen können: Alles, was ich weiß, können Sie auch im Podcast anhören. Doch das wäre unhöflich gewesen, und deshalb habe ich oft in kompakter Form noch einmal das wiederholt, was ich schon am selben Tag der Öffentlichkeit erklärt hatte. Es gab damals immer diese Fragen nach Prognosen – was kommt, was ist zu erwarten? Aber aufgrund vieler Unsicherheiten konnte man eigentlich nur versuchen, die politischen Entscheidungsträger mit epidemiologischen Grundüberlegungen vertraut zu machen, um dann die Entscheidungen ihnen zu überlassen.

M: Im März kam es zu jenen Treffen, die viel dazu beigetragen haben, dass Sie bald offen angefeindet wurden – denn es ging auch um die bis heute besonders umstrittenen Schulschließungen. Das erste Mal war dies Thema, als Sie der damalige Innenminister Horst Seehofer zu einer Brotzeit ins Ministerium eingeladen hatte. Seine Staatssekretäre saßen ebenfalls am Tisch. Sie kamen gemeinsam mit Lothar Wieler. Es gibt von diesem Treffen einen Vermerk: Wieler und Sie hätten vor einer Überforderung des Gesundheitssystems gewarnt, anschließend seien Sie nach Ihrem Worst-Case-Szenario gefragt worden. Ihre Antwort darauf wird dann so wiedergegeben: »Ohne nicht-pharmazeutische Interventionen könnte es im August 2020 15 Millionen Infizierte in Deutschland geben, davon 2 Prozent in Intensivbetreuung, d. h. im Juli/August ein Bedarf von tagesdurchschnittlich 33 000 Beatmungsbetten, derzeit hat man aber nur 5000 Beatmungsbetten frei. Es droht dann eine hohe Sterblichkeit, Corona ist eine Krankheit, wie sie die Bundesrepublik noch nicht erlebt hat.« Wieler, so heißt es weiter, habe allen Ihren Aussagen zugestimmt. Das war die nüchtern formulierte Ankündigung eines möglichen Massensterbens. Gibt der Vermerk Ihre Aussagen richtig wieder?[40]

D: Ja, das ist korrekt, ich habe auch im Podcast die Bedeutung der Infektionssterblichkeit erklärt – aber absichtlich keine konkrete Zahl von Toten genannt, um Zuspitzungen zu vermeiden. Schließlich war das ein Szenario und keine Prognose. Das muss man auseinanderhalten.

M: Was dann doch bedeutet, dass es zwischen der vertraulichen Beratung der Politik und dem Podcast gewisse Unterschiede gab.

D: Man konnte ein solches Szenario nicht in aller Härte kommunizieren, weil es so nicht kommen würde. Die Menschen würden sich bei einer freilaufenden Epidemie aus Angst irgendwann selbst schützen. Außerdem waren die Unsicherheiten damals noch groß, etwa beim wichtigen Wert der Infektionssterblichkeit, die ohne jegliche Kontrollmaßnahmen eintreten würde. Zu jener Zeit habe ich für Deutschland einen Wert von rund 0,5 Prozent angenommen.[41] Im Nachhinein kamen wissenschaftliche Schätzungen auf Basis von Daten aus der ersten Welle auf einen Wert von 0,9 Prozent.[42] Ich bin also sogar zu optimistisch gewesen. In jedem Fall galt: Wenn zu viele Menschen zum gleichen Zeitpunkt krank werden, überwältigt dies das Gesundheitssystem. Das war noch keine ausgefeilte Modellierung, das kam alles später. Am Anfang waren es einfache Dreisatzrechnungen auf der Rückseite eines Briefumschlags. Wie viele Infizierte? Wie viele Intensivbetten haben wir? Ich fand es vernünftig, einer staatlichen Stelle zu sagen, was passiert, wenn nicht gehandelt wird. Also habe ich es vorgerechnet, das habe ich ja auch Frau Merkel gegenüber getan. Aber schon in dem ersten Gespräch mit ihr war klar: Das hält das System, das hält die Gesellschaft gar nicht aus, man muss gegensteuern. Die Frage war nur, wie.

Der Streit um Schulschließungen

M: In der Runde bei Innenminister Seehofer ging es auch darum, ob man die Grenzen schließen sollte, wovon Sie laut dem Vermerk abgeraten haben, denn das Virus sei schon im Land. Und Sie sprachen sich gegen die Schließung von Schulen aus. Diese Position hätten Sie dann am nächsten Tag in der ersten Besprechung zwischen der Kanzlerin und den Ministerpräsidentinnen und Ministerpräsidenten revidiert. So jedenfalls hat es Seehofer später vor dem Innenausschuss des Bundestages geschildert. Ich zitiere einmal aus dem Protokoll: »Ich werde nie vergessen, wie zwei der namhaftesten Virologen bei mir im Hause waren, mit allen Spezialisten, die wir im Haus haben, und die These vertreten haben: Schulschließung ist gefährlich. Am nächsten

Tag in der Ministerpräsidentenkonferenz: Schulschließung muss stattfinden.«[43] Mecklenburg-Vorpommerns Ministerpräsidentin Manuela Schwesig sollte später in den weiteren Beratungen sagen, dass vor dem 12. März 2020 die Meinung vorgeherrscht habe, Kitas und Schulen seien kein Problem, aber »dann wurde über Nacht doch eine Gefahr daraus«. Sie hätten zur Schließung geraten.

D: Solche Darstellungen durch Politiker ärgern mich bis heute. Ich sah tatsächlich am Anfang keinen besonderen Grund für Schulschließungen. Aber dann schrieb mir in der Nacht zum 12. März 2020, um auch genau zu sein, um 00:03 Uhr eine aus Deutschland stammende Epidemiologin, die damals an der Columbia-Universität in New York lehrte. Ich kannte sie bis zu diesem Zeitpunkt gar nicht. Sie hatte meine Einschätzungen im Podcast gehört und wies mich auf eine Studie hin, bei der der Verlauf der Spanischen Grippe in 43 amerikanischen Großstädten untersucht worden war. Diese Studie belegte, dass das Verbot von Versammlungen und die Schließung von Schulen die Ausbreitung des Virus besonders effizient verhindert hatten. Das Papier war aus dem Jahr 2007, aber ich hatte es nicht gelesen.[44] Das holte ich umgehend nach und erkannte das Gewicht und die Qualität der Studie. Anschließend habe ich sofort öffentlich zugegeben, dass ich zu kurz gedacht hatte. Nur war ich deswegen ja nicht plötzlich »für« Schulschließungen. Ich benannte die Literaturquelle und gab an, dass Schulschließungen während der Spanischen Grippe ein effektives Mittel zur Eindämmung der Infektionskrankheit gewesen waren. Und ich gab auch den vermuteten Grund an: dass nämlich Kinder eine besondere Rolle in Übertragungsnetzwerken spielen, weil sie zu mehreren Altersgruppen intensiven Kontakt haben – also zu anderen Kindern, den Eltern und manchmal auch den

Großeltern. Hätte ich das vielleicht verschweigen sollen? Ich frage mich manchmal, ob Politiker wissenschaftliche Befunde mit verhandelbaren Positionen verwechseln. Die wissenschaftlichen Befunde können wir liefern, zu den Positionen aber müssen die Politiker gelangen.

M: Schulschließungen gelten ja zumindest bei Grippewellen als mögliches Mittel. Sie müssen doch schon vorher über diese Maßnahme nachgedacht haben.

D: Ja, aber es war eben kompliziert. Covid konnte auch anders als eine Grippe verlaufen, darauf habe ich hingewiesen, auch in der Ministerpräsidentenkonferenz. Schon damals ging es auch um die negativen Folgen von Schulschließungen, aber zugegeben weniger um verpasste Bildungschancen oder andere Folgen für Kinder. An der Charité und auch an meinem Institut war das Thema aus einem anderen Grund präsent: Medizin ist sehr weiblich, viele junge Frauen können nicht zur Arbeit kommen, wenn die Kinder nicht in die Schule oder in die Kita gehen. Natürlich auch Männer. Da gab es große Befürchtungen, dass dann plötzlich unentbehrliche Arbeitskräfte nicht mehr zur Verfügung stehen. In Kliniken wie der Charité wäre das kontraproduktiv für die Bewältigung der Pandemie gewesen. Und diese Überlegung ließ sich auf jeden Wirtschaftsbetrieb ausweiten.

M: An dem Tag, an dem Sie mit Lothar Wieler bei Seehofer waren, hatte Wieler noch einen anderen Termin – gemeinsam mit der Kanzlerin und Spahn trat er vor der Bundespressekonferenz auf. Pauschale Schulschließungen wurden da ausgeschlossen.[45] Übrigens, weil man intern ganz ähnliche Überlegungen wie Sie angestellt hatte. Sie waren in der Runde im Kanzleramt. Wie kamen Sie da eigentlich hin?

D: Auf Einladung der Kanzlerin. Sie sagte mir: Da können Sie doch noch einmal äußern, was Sie mir schon gesagt haben. Den Tag dieser Ministerpräsidentenkonferenz erinnere ich bis heute, ich sehe die Bilder noch vor mir. Wir trafen uns an der Charité, Heyo Kroemer – der Vorstandsvorsitzende der Charité –, Lothar Wieler und ich. Wir liefen über die Brücke ins Regierungsviertel. Berlin-Mitte war menschenleer, es war kalt und niemand auf der Straße. Selbst viel weniger geparkte Autos gab es als sonst. Es hatte schon etwas Gespenstisches. Durch die Medien hatte sich längst der Eindruck verbreitet: Es wird gefährlich. Die Leute haben bereits darauf reagiert.
In der Sitzung gab es dann viele Fragen. Ich habe die Krankheit beschrieben und gesagt, dass eine Intensivtherapie für jeden Kranken keine Option sei, da es dafür nicht genug Betten gebe, zudem sei Beatmung etwas Schreckliches, viele Patienten würden sie nicht überleben oder hätten Folgeschäden. Dann kam das Thema Schulen auf. Wir drei schauten uns an, und ich weiß noch ganz genau, wie Heyo Kroemer mir ins Ohr flüsterte: »Die wollen doch jetzt nicht allen Ernstes die Schulen schließen.« Das lag einfach in der Luft.

M: Über Schulschließungen wurde damals tatsächlich viel diskutiert. Österreich, Polen und Dänemark hatten sich bereits dazu entschlossen. In Deutschland galt das nur lokal, wie etwa in Heinsberg, wo der Landkreis die Schulen geschlossen hatte. Vor dieser Konferenz der Länderchefs mit der Kanzlerin rieten auch die Bildungsministerinnen und Bildungsminister davon ab. Interessant ist es auch, den damals in der Runde einstimmig getroffenen MPK-Beschluss nachzulesen. Da hieß es: »In Regionen und Bundesländern mit sich abzeichnendem dynamischem Ausbruchsgeschehen« sei die »vorübergehende Schließung von Kindergärten und Schulen, etwa durch ein verlängerndes Vorziehen der Osterferien, eine weitere Option. Die Entscheidung dazu obliegt jeweils den Ländern.«[46] Am darauffolgenden Freitag erklärte Markus Söder für Bayern die Schließung aller Schulen und Kindergärten – und fast alle anderen Ministerpräsidentinnen und Ministerpräsidenten zogen innerhalb von Stunden nach.[47] So war damals die Dynamik: Niemand hielt es aus, etwas offen zu lassen, was in einem anderen Land für unverantwortlich und gefährlich gehalten wurde. Die härteste Maßnahme setzte sich immer sofort durch. Über zehn Millionen Kinder mussten ab der folgenden Woche zu Hause bleiben.

D: Wir drei waren jedenfalls überrascht, als wir am nächsten Tag von der Entscheidung hörten, denn das ist nicht der Tenor der Beratung gewesen, jedenfalls solange wir dabei waren. Auch in dem Beschlusspapier sind flächendeckende Schließungen nicht vorgesehen gewesen. Meine Argumentation in der Beratung war folgendermaßen: Wir haben in Deutschland durch den entwickelten Covid-Test schon die notwendige Diagnostik, wir wissen, wo es Infektionen gibt und wo nicht, wir können es uns leisten, lokal einzuschreiten. Ich habe diesen Punkt ausdrücklich betont, aber nicht geglaubt, dass er ausreichend verstanden wurde. Ich habe dann noch mal explizit gesagt: »So wie jetzt gerade in Heinsberg, so kann man das machen. Lokal reagieren, wenn man einen Ausbruch hat.« Das war der Unterschied zu anderen Ländern, die die Schulen zu diesem Zeitpunkt geschlossen hatten – diese Länder hatten im Gegensatz zu uns mangels Testmöglichkeiten keinen Überblick über das Krankheitsgeschehen. Übrigens: Es gab eine Kaffeepause während der Konferenz, da kam jemand, ich weiß nicht mehr wer, und sagte zu Heyo Kroemer und Lothar Wieler: »Die haben eh schon beschlossen, die Schulen dichtzumachen.« Ich war perplex. Aber offensichtlich wurde das auch erst im Nachgang umgesetzt, ausgehend von Bayern.

M: Meine Deutung dieser Ereignisse lautet bis heute so: Es gab eine Fraktion, die vehement für die Schulschließungen war, andere waren und blieben dagegen. Die bayerische Entscheidung zur Schulschließung war dann der bestimmende Faktor. Jens Spahn schrieb später in seinem Buch: »Im Rückblick denke ich, pauschale Schulschließung in allen sechzehn Bundesländern wäre zumindest damals, im März 2020, nicht nötig gewesen.«[48]

D: Ja, das wäre damals aufgrund der Infektionssituation wohl noch nicht nötig gewesen. Aber wahr ist auch dies: Aus der wissenschaftlichen Nachanalyse wissen wir, dass vor allem die Schulschließungen und die Maßnahmen an den Arbeitsplätzen sehr effizient gewesen sind.[49] Kein Land mit unserem Altersprofil ist damit ausgekommen, nur in einem Bereich Beschränkungen zu verhängen. Es ging immer um die politische Entscheidung, was man wie gewichtet.[50] Einige Länder haben die Schulen kürzer oder nur teilweise geschlossen, aber dafür eine weitreichende Arbeitsplatzregulation mit Testung und Homeoffice gehabt. Das musste die Politik entscheiden. Es war doch so: Stellen Sie sich ein Glas vor, es ist schon ziemlich voll, es darf nicht überlaufen. Sie können Cola oder Wasser hineinschütten oder beides. Die Politik hat lange mehr über Cola als über Wasser diskutiert – Cola steht für die Schulen, Wasser für Präsenzbetrieb an den Arbeitsstätten. Auf die Gefahren für Kinder durch Schulschließungen und die Notwendigkeit, auch den Rat von Experten aus anderen wissenschaftlichen Fächern dazu anzuhören, habe ich übrigens immer wieder öffentlich hingewiesen. Das erste Mal am Tag der Ministerpräsidentenkonferenz und am Tag danach.[51] Ob und auf welcher Ebene die Politik das aufgenommen hat, weiß ich nicht.

M: Da waren wir lange sehr bequem, doch der Vorwurf bleibt. In einer der späteren Runden der Ministerpräsidenten sagte Manuela Schwesig: »Drosten hat uns empfohlen, die Schulen zu schließen.« Niemand widersprach ihr.

D: Das mag sie so gesagt haben, aber es trifft nicht zu.

M: Aber haben Sie eine Erklärung dafür, warum viele es so verstanden haben?

D: Weil es manchen Politikern zupasskam und manche Medien es so erzählt haben. Am Anfang dachte ich noch an Kommunikationspannen, aber hinter vorgehaltener Hand haben mir mehrere Spitzenpolitiker später zu erkennen gegeben, dass sie die Kommunikationslinien exakt verstanden haben. Die Politikerinnen und Politiker, die so etwas behaupteten, haben nie mit mir gesprochen. Ich frage mich inzwischen, ob sie die Verantwortung für ihre Entscheidungen auf mich abwälzen wollten. Hörerinnen und Hörer des Podcasts wissen, wie komplex die Situation wirklich war.
Ich habe über lange Zeiträume die Entwicklung der wissenschaftlichen Belege verfolgt und dies zusammengefasst. Eine sehr gute Zusammenfassung der anfänglichen wissenschaftlichen Einschätzung wurde auch vom RKI veröffentlicht, später auch von der Gesellschaft für Virologie.[52]
Es war relativ früh klar, dass Kinder weniger schwer erkranken. Das bedeutet aber nicht, dass sie das Virus seltener bekamen und übertrugen. Schon zu Beginn der Pandemie gab es eine große Schule in Frankreich, in die das Virus ein-

geschleppt worden war und sich erstaunlich gut verbreitet hatte.[53] In China zeigten Kinder ähnlich hohe Infektionsraten wie Erwachsene.[54] Eine umfangreiche Modellierungsstudie aus China, die auf realen Kontakt- und Infektionsdaten basiert, ergab, dass Kinder das Virus ebenso wie Erwachsene übertragen können. Zudem deutete die Studie darauf hin, dass Schulschließungen einen signifikanten Beitrag zur Eindämmung der Verbreitung leisten können.[55] Frühe Studien in Haushalten suggerierten zuvor, dass Kinder seltener infiziert sind. Sie ließen dennoch wichtige Fragen offen.[56] Es gab dann aus Amerika Meldungen über möglicherweise schwerer werdende Verläufe bei Kindern,[57] und es gab ein neues entzündliches Post-Covid-Syndrom bei Kindern, über dessen Häufigkeit es zunächst sehr unterschiedliche Schätzungen gab.[58] Doch insgesamt bestätigte sich in Deutschland der Eindruck, dass Kinder milde Verläufe haben.[59] Allerdings gab es bei uns wegen der Maßnahmen auch nur wenige infizierte Kinder, viel weniger als beispielsweise in Amerika, das machte alle Schätzungen unsicher.

Schon Ende April 2020 veröffentlichten wir unsere vorläufige Studie zur Viruslast bei Kindern, die dann im Juni erweitert und im folgenden Jahr final veröffentlicht wurde.[60] Bereits die frühen Ergebnisse gaben keinen Anlass zu der Annahme, dass Kinder relevant weniger Viruslast hatten als Erwachsene. Andere ähnliche Studien bestätigten das.[61] Natürlich gab es bei allen Daten statistische Unsicherheiten, und Viruslasten allein reichen sowieso nicht aus, um zu bestimmen, ob Kinder häufiger oder seltener infiziert sind. Hierzu kamen dann im Herbst 2020 klare Daten aus England. Zwei komplett unabhängige und kontinuierliche Haushaltsuntersuchungen hatten hier ergeben, dass Kinder nicht seltener infiziert sind als Erwachsene.[62] Dieses Bild hielt sich über den gesamten Zeitraum der Pandemie. Von November bis Weihnachten 2020 war die Infektionshäufigkeit in den Schuljahrgängen in England scheinbar höher als bei den Erwachsenen.[63] Das erklärte sich für mich aus dem Schulbetrieb, während andere Bereiche wie Restaurants, Theater oder Kinos geschlossen waren. Ich habe das immer so interpretiert: Alle Altersgruppen sind ungefähr gleich häufig am Infektionsgeschehen beteiligt, das heißt, keine Gruppe ist ein spezieller »Treiber« der Pandemie.[64] Die ersten kleinen Schulstudien, die es damals gab, waren lokal begrenzt und erlaubten kaum Schlussfolgerungen zur Übertragung.[65] Erst ab 2022 kamen Studien heraus, die ein akzeptables Qualitätsniveau hatten und zeigten, dass bestimmte Maßnahmen – wie Masken, Gruppenbildung, Quarantäne und Testung – das Infektionsgeschehen in Schulen niedrig halten können.[66] Ende 2022 gab es auch eine deutsche Studie, die rückblickend wertvolle Einblicke in die Situation ab Herbst 2020 lieferte.[67] Es wurde festgestellt, dass das Infektionsrisiko bei Schülern und Lehrern höher war als in der allgemeinen Bevölkerung. Die sekundäre Attack-Rate war dagegen in Schulen niedriger als in Haushalten, was auf die Wirksamkeit der während des Schulbetriebs ergriffenen Maßnahmen hinwies. Man hatte sich zu solchen Maßnahmen längst aus rationalen Gründen entschlossen, und das war glücklicherweise richtig. Man hätte wohl die Schulen nicht schließen müssen, hätte man diese Maßnahmen damals sofort ergriffen. Aber eine wichtige Komponente, nämlich die breite Testung, egal, ob per Schnelltest oder Pool-PCR, gab es erst 2021, also nach den letzten Schulschließungen. Außerdem hatte man eben keine Datengrundlage, man entschied einfach pragmatisch, und dabei gab es Zielkonflikte in der Politik.

M: Trotzdem entstand das Bild: Drosten, der Schulschließer ...

D: Ich glaube, die meisten Menschen haben mittlerweile verstanden, wie die Dinge wirklich waren. Mein persönliches Anliegen war stets, die Erkenntnisse präzise wiederzugeben, und ich habe mich immer dagegen ausgesprochen, Argumente zu verwenden, die auf unsicheren Erkenntnissen basierten und daher nicht als Beleg dienen konnten.

M: Leider sollte es lange dauern, bis sich in der Politik der Gedanke durchsetzte, dass die Schulen immer und auf jeden Fall als Letztes geschlossen werden sollten, weil die Folgen für Kinder und Jugendliche einfach so gravierend sind; dass man auch andere Maßnahmen treffen kann, um zu viele Infektionen zur gleichen Zeit in der Gesellschaft zu verhindern, etwa die Einführung von Homeoffice oder anderes.

D: Bei diesem Thema gab es viel zu viel Vereinfachung. Was heute vollkommen vergessen wird: Das volle Krankheitsspektrum bei Kindern war im ersten Jahr unklar, und man will doch Kinder besonders schützen. Sie haben ihr ganzes Leben noch vor sich. Kein deutscher Politiker hat sich daher damals getraut, einfach mal zu testen, was passiert, wenn man die Schulen offen lässt. Die Aussage, dass man bei einer zukünftigen Pandemie die Schulen als Letztes schließen werde, ist darüber hinaus ziemlich gewagt. Stellen wir uns doch ein Virus vor, das speziell bei Kindern Folgeschäden auslöst. Kein Politiker würde in einem solchen Fall die Schulen bis zuletzt offen halten, im Gegenteil. Jedes Virus ist anders. Blind von Covid-19 auf die Zukunft zu schließen, das geht nicht.

M: Da stimme ich zu. Aber genauso richtig ist auch: Schulen sollten künftig nicht mehr die Hauptlast in einer Pandemie tragen müssen, wenn auch andere Maßnahmen zur Bekämpfung des Virus möglich sind. Die Abwägung muss eine andere sein.

D: Ganz klar. Aber auch bei den Auswirkungen der Schulschließungen wird zu sehr vereinfacht. Deutschland ist zudem keineswegs das Land, das die Schulen am längsten geschlossen hat, wie einige behaupten. Es liegen klare Daten der OECD vor. Deutschland lag unter dem OECD-Durchschnitt und etwa im europäischen Mittelfeld.[68] Die deutsche Besonderheit ist der späte Zeitpunkt der letzten Schulschließungen Anfang 2021. Das war eine Reaktion auf die schlimme Winterwelle 2020, die gestoppt werden musste, nachdem man vorher einen halbherzigen, wenig wirksamen Teil-Lockdown verhandelt hatte. Statt hier einen stärkeren Eingriff über die Arbeitsstätten zu wählen, verlängerte man in Deutschland die Weihnachtsferien.

M: Ich bleibe bei diesem Punkt: Die Abwägung war, wenn es um die Schulen ging, falsch und blieb viel zu lange falsch. Im Oktober 2020 sagte die damalige Kultusministerin von Rheinland-Pfalz, Stefanie Hubig, folgenden Satz: »Manche Leute wollen, so scheint es manchmal, dringend die Schulen schließen, damit der Rest der Gesellschaft wie bisher weitermachen kann. Ich finde, es sollte genau umgekehrt laufen.«[69]

D: Sehe ich ähnlich. Meine Einschätzung ist, dass hier natürlich auch Gegeninteressen eine Rolle gespielt haben. Die Arbeitgeber wollten einen ungehinderten Betrieb, es gab nie eine ähnlich scharfe Regelung zur Homeoffice-Pflicht. Ich habe das zwar immer wieder geäußert, aber ich verhielt mich insgesamt politisch neutral, das war mir in meiner Rolle als Wissenschaftler ganz wichtig.[70]

M: Am Abend nach der ersten Runde zwischen der Kanzlerin und den Ministerpräsidentinnen und Ministerpräsidenten habe ich mit Teilnehmern telefoniert und erinnere mich an deren Fassungslosigkeit und Überforderung. Einer sagte, er müsse jetzt auflegen, weil er noch beten wolle. Niemand von ihnen hat es für möglich gehalten, einmal solche Entscheidungen treffen zu müssen. Niedersachsens Ministerpräsident Stephan Weil formulierte es so: »Nie habe ich Verantwortung so körperlich gespürt.« Am 18. März 2020 folgte die Fernsehansprache der Kanzlerin. Es war das erste und auch das einzige Mal, dass sie so eine Ansprache hielt, wenn man von den jährlichen Auftritten an Silvester absieht. Mir sind die folgenden Sätze noch heute präsent: »Es ist ernst. Nehmen Sie es auch ernst.« Und: »Seit der Deutschen Einheit, nein, seit dem Zweiten Weltkrieg gab es keine Herausforderung an unser Land mehr, bei der es so auf unser gemeinsames solidarisches Handeln ankommt.«[71]

D: In der Nacht der Fernsehansprache entstanden auch diese schrecklichen Bilder von den Militärfahrzeugen in Bergamo, die Särge transportierten.

M: Manchmal teilt ein einziges Bild die Welt in ein Davor und ein Danach. Deutschland jedenfalls stand still. Aber auch nach dieser Phase der gewaltigen Unsicherheit geschah ziemlicher Quatsch: Polizisten mussten verhindern, dass zwei Menschen nebeneinander auf einer Parkbank saßen, oder ein Streifenwagen raste auf der Jagd nach einem Jugendlichen durch den Jenischpark in Hamburg, wie auf einem Video zu sehen war.[72]

D: Ja, da ist echter Unsinn passiert, dazu gehören auch die Pfeile auf dem Boden im Coffeeshop, die anzeigen, wer in welche Richtung gehen darf. Vor Ort vielleicht ausgehandelt zwischen Landrat, Gesundheitsamt und Restaurantbetreibern. Beispiele, die bis heute so gern beschrieben oder gezeigt werden, um zu behaupten, alles sei übertrieben worden.

M: Ja, erstaunlich, wie jetzt die Dinge im Nachhinein dargestellt werden. Aber es ist auch erstaunlich, was so alles geschehen konnte. Es gab gefährliche Grenzüberschreitungen, etwa eine Verordnung aus dem niedersächsischen Sozialministerium, der zufolge sich selbst engste Familienangehörige, eben Eltern und Kinder, nicht mehr uneingeschränkt hätten treffen dürfen. Das wurde schnell korrigiert, aber wie kann man in einem Ministerium auf eine solche Idee kommen? Bei aller berechtigten Sorge, es war schon erschreckend, wie große Fragen der Freiheit und Selbstbestimmung plötzlich überhaupt keine Rolle mehr spielten. Die Polizei in Schleswig-Holstein stoppte Spaziergänger an der Elbe und schickte sie zurück nach Hamburg. In Mecklenburg-Vorpommern machten sich Einwohner auf die Suche nach Besitzern von Ferienwohnungen und Ferienhäusern – und alarmierten anschließend die Polizei.[73] Früh war also klar: Nicht nur ein Virus kann Schaden anrichten. Auch die Bekämpfung eines Virus kann Schaden anrichten. Man kann Leben retten, aber auch Existenzen vernichten.

D: Ich habe mich aus zwei Gründen mit vielen politischen Entscheidungen unwohl gefühlt. Manche haben nichts gebracht, sie hatten kein epidemiologisches Fundament. Das galt beispielsweise für fast alles, was an der frischen Luft stattfand. Und ein Teil dieser Maßnahmen wurde absurderweise mit mir in Verbindung gebracht und trug damit zum regelrechten Hass bei, den manche mir gegenüber entwickelten. Man muss aber auch sagen: Es gab auf lokaler und Landesebene viele gute und vernünftige Entscheidungen seitens der Politik und der Gesundheitsbehörden. Manche Regelungen mussten möglicherweise so formuliert werden, um sicherzustellen, dass sie rechtlich Bestand haben konnten. Auch wenn im Nachhinein einige Maßnahmen unsinnig erscheinen, so war es damals doch oft schwierig, alternative Handlungsmöglichkeiten zu finden. Das ist alles nicht mein Metier, aber ich finde es wichtig, fair und reflektiert auf die getroffenen Entscheidungen zurückzublicken.

M: Auch in Teilen der Bundesregierung gab es damals eine problematische Denkrichtung. Womit wir noch einmal im Innenministerium und bei Horst Seehofer wären. Da wurde in der Anfangszeit der Pandemie auch noch über einen ganz anderen Weg nachgedacht. Man zog in Erwägung, der Bevölkerung Angst einzujagen, um sie dazu zu bringen, die Maßnahmen zu befolgen.

D: Diese Stimmung habe ich jedenfalls bei meinem Besuch im Innenministerium nicht gespürt.

M: Seehofer hatte als ehemaliger Gesundheits- und Landwirtschaftsminister Erfahrungen mit Seuchen gemacht, darunter der Vogelgrippe.[74] Und so setzte er kurzerhand eine Arbeitsgruppe ein, die intern »Schwarzer Schwan« genannt wurde. Sie entwickelte in Strategiepapieren unterschiedliche Szenarien, eines nannte sie »Blaues Auge«, so schlimm werde es nicht kommen. Ein anderes hieß »Deutschland kollabiert« und ging vom Zusammenbruch der öffentlichen Ordnung aus, also von Plünderungen, Unruhen und Verteilungskämpfen. Sogar die Frage tauchte auf, ob es der

Bundesrepublik nun so erginge wie der DDR am 10. November 1989, dem Tag nach dem Mauerfall. Totalschaden also. Ich gehörte zu den Journalisten, die von der Arbeitsgruppe erfuhren und über eines der dort entstandenen Papiere berichteten. In ihm stand, die Situation könnte eine Mischung aus 1919 und 1929 werden, also Spanische Grippe plus Weltwirtschaftskrise. Mehr Doomsday ging nicht. Hier fanden sich Sätze wie die »Verharmlosung der Epidemie« müsse beendet werden, »um die gesellschaftlichen Durchhaltekräfte zu mobilisieren«, und »das Verschweigen des Worst-Case [sei] keine Option«. Zu den Empfehlungen gehörte, man solle auf die »Urangst« des Menschen vor dem Tod durch Ersticken hinweisen. Kinder würden Gefahr laufen, traumatisiert zu werden, weil schon ein vergessenes Händewaschen zu einer Mitschuld am »qualvollen« Sterben eines Elternteils führen könnte.[75] Das alles mündete in einer hitzigen Debatte in der Bundesregierung. Fast niemand wusste von diesen Gedankenspielen im Innenministerium. Die Kanzlerin machte dann klar, dass sie diesen Kurs auf keinen Fall will.

Wo waren Sie eigentlich in diesen ersten Wochen?

D: Ich bin immer ins Institut gegangen. Wir hatten extrem viel zu organisieren. Wir haben anfangs noch die Bestätigungsdiagnostik für ganz Deutschland gemacht, in manchen Fällen sogar noch die Primärdiagnostik. Gesundheitsämter schickten ihre Proben und wollten wissen: Haben wir einen Ausbruch? Es musste alles sehr schnell gehen. Wir hatten das Gegenteil von Stillstand. Gleichzeitig galt es, eine leistungsfähige Testung für die Charité und den gesamten Vivantes-Krankenhausverbund aufzubauen. Die Forschung lief weiter, und ich nahm jeden Morgen meinen Podcast auf.

M: Sind Sie zwischendurch mal auf die Intensivstation gegangen, um ein Bild davon zu bekommen, was dieses Virus anrichtet?

D: Ja, das war allerdings später. Das Virus war immer präsent, direkt gegenüber von meinem Büro in der Charité war in einem Containerbau eine notfallmäßig eingerichtete Intensivstation. Wenn die Fenster offen standen, hörte ich die Beatmungsgeräte von morgens bis abends piepsen. Der Alarm der Geräte wird beispielsweise ausgelöst, wenn die Patienten gegen die Maschine husten. Viele der Patientinnen und Patienten lagen auf dem Bauch, das verbesserte die Beatmung. Aber es war immer auch ein Zeichen dafür, wie ernst es um diese Menschen stand.

M: Haben Sie sich gefragt, was diese Krankheit für Sie persönlich bedeutete, für Ihre Familie, für Ihre Eltern? Bei mir war es so. Das war die erste Krise, die ich erlebt habe, über die ich nicht nur berichtete, sondern die auch eine unmittelbare persönliche Dimension hatte. Ich war in Sorge um meinen Vater, meine Schwiegermutter und unsere Kinder. Erst mit der Zeit habe ich mir ausreichend bewusst gemacht, dass dies auch Einfluss auf meine journalistische Arbeit hatte. Sich der eigenen Erfahrungen und Einstellungen bewusst zu sein und dann zu versuchen, diese auszublenden, gehört zum professionellen Journalismus.

D: Ich hatte keine Angst im Alltag, ich bin kein ängstlicher Mensch. Aber bis zum Zeitpunkt der Impfung galt für mich: Ich will mich auf keinen Fall mit diesem Virus infizieren. Meine Assoziation war das alte SARS-Virus, auch wenn das sehr viel virulenter war. Natürlich war SARS-CoV-2 etwas anderes, aber für mich eben auch ein Wiedergänger jenes Virus, das ich so gut kannte, ein Mitglied derselben Spezies.

M: Wie wird man eigentlich zum Experten für Coronaviren?

D: In meiner Doktorandenzeit in Frankfurt habe ich mich auf die klinische Virologie, die Diagnostik und die Entwicklung entsprechender Labortests konzentriert. Dann bin ich ans Hamburger Bernhard-Nocht-Institut gegangen. Dort ging es immer wieder um sehr seltene Krankheiten, etwas, was man als Arzt oder Ärztin vielleicht nur einmal im Leben sieht. Das ist eine Herausforderung für Leute, die sich wie ich mit Virusnachweisen befassen. Ich hatte damals ein Testverfahren entwickelt, mit dem man auch unbekannte Viren finden kann, also einen Test, der Virusmaterial erkennt, egal, von welchem Virus. Das war eine Steinzeitversion von dem, was man heute als Tiefsequenzierung oder *Next Generation Sequencing* kennt. Dann fuhr ich nach Frankfurt zu meiner mündlichen Doktorprüfung.

M: Das war 2003 …

D: … und zu dieser Zeit gab es einen ersten Verdachtsfall auf SARS-Infektion bei einem Patienten in Frankfurt. Also bin ich zu den Kolleginnen und Kollegen in der Frankfurter Virologie gefahren, die ich ja kannte und die die Proben des Patienten bearbeiteten. Ihnen habe ich von der neuen Methode zur Identifizierung erzählt, und so bekam ich eine Zellkulturprobe, die ich im Auto mit nach Hamburg nahm.

M: War das nicht gefährlich?

D: Nein, das Virus wurde vorher kaputt gemacht, es war nicht mehr infektiös. Ich fuhr also mit der Probe nach Hamburg und war das ganze Wochenende im Labor. Überall in der Welt wurde damals geforscht. Es gab ständig Telefonkonferenzen mit der Weltgesundheitsorganisation in Genf. Schließlich gelang es mir, nachzuweisen, dass es sich um ein Coronavirus handelte, und zwar zeitgleich mit den Centers for Disease Control in Atlanta und einem Labor an der Universität Hongkong. Es war ein Durchbruch.

M: Sie haben dafür das erste Mal das Bundesverdienstkreuz bekommen. Wie kommen Coronaviren eigentlich zu ihrem Namen?

D: Unter dem Elektronenmikroskop sieht man ins Virus eingebaute Hüllproteine, die bei diesen Viren besonders groß sind. Das erinnert an einen Strahlenkranz oder eine Krone.

M: Mich erinnern die Bilder eher an eine Seemine. Wir wollen nicht nur darüber sprechen, wie diese Pandemie entstanden ist, sondern auch darüber, wie wir sie bewältigt oder auch nicht bewältigt haben. In diesem Frühjahr 2020 war die Lage doch wie folgt: Deutschland war, bei allen Kritikpunkten, über die wir schon gesprochen haben, gut durch die erste Welle gekommen. Die eigens errichteten Behelfskrankenhäuser blieben leer, der niedersächsische Ministerpräsident Stephan Weil nannte sie die »schönste Fehlinvestition meines Lebens«. Ein neuer Abschiedsgruß ersetzte das »Auf Wiedersehen«.

D: »Bleiben Sie gesund.«

»Wir müssen auch mal zu Potte kommen« –
Das Ringen um politische Entscheidungen

M: In Deutschland ist in der ersten Welle keines der anfangs heraufbeschworenen Katastrophenszenarien eingetreten, und es gab sogar vergleichsweise wenig Tote. Die Bevölkerung brauchte keine staatlichen Anordnungen, sie machte von selbst mit. Und die Politik handelte geschlossen. Der damalige Finanzminister und Vizekanzler Olaf Scholz erzählte gut gelaunt, dass Menschen ihn beim Joggen angesprochen und sich für das gute Krisenmanagement bedankt hätten. Bei vielen Politikern gab es die Hoffnung, dass man neues Vertrauen bei den Bürgerinnen und Bürgern gewonnen habe. Die *New York Times* schrieb bewundernd einen großen Artikel darüber, wie gut es die Deutschen gemacht hätten,[76] in den spanischen Zeitungen wurde über »*el milagro alemán*« berichtet, das deutsche Wunder.
Aber dann kam es zu Viruswellen mit weit mehr Toten, einem weiteren Lockdown im Winter 2020 und noch einmal zu Einschränkungen im Winter 2021. Obwohl bei uns in Deutschland ein hoch wirksamer Impfstoff entwickelt worden war, erreichten wir nicht die notwendige Impfquote. Schließlich waren wir eines der wenigen Länder weltweit, in denen es – beinahe – zu einer staatlichen Impfpflicht gekommen wäre. Bis heute reagieren die Menschen mit viel Emotion, wenn es um den Verlauf der Pandemie geht. Es gibt diejenigen, die in die Welt der Verschwörungen abge-

rutscht sind. Aber das halte ich für eine kleine Minderheit. Dann gibt es viele, die das Gefühl haben, dass der Staat ihnen viel abverlangt hat, aber selbst wahrlich nicht in Bestform war. Und es gibt eine weit verbreitete Enttäuschung, dass sich die damals Verantwortlichen bisher weigern, umfassend Rechenschaft abzulegen.

Versuchen wir doch einmal zu entwirren, was da passiert ist. Dass wir so gut durch die erste Corona-Welle gekommen sind, ist nach meiner Überzeugung einer der Gründe dafür, dass später zu viel schiefgegangen ist. Bei vielen in der deutschen Politik entstand in diesem Frühjahr 2020 der Eindruck: Wir können es besser als die anderen.

D: Das habe ich auch geglaubt.

M: Dabei haben wir doch vor allem Glück gehabt.

D: Das glaube ich nicht. Wir hatten sehr früh die notwendige Diagnostik und trotz aller Vorwürfe eben doch auch einen guten öffentlichen Gesundheitsdienst. Labore im ganzen Land konnten damit der Politik ein klares Bild und harte Daten liefern. Die Gesundheitsämter waren damals in der Lage, die Infektionsketten genau zu verfolgen. Die Verantwortlichen waren sich daher bewusst: Es bringt nichts, die Grenzen zu schließen oder darauf zu hoffen, dass wir von der Pandemie verschont bleiben. Das Virus hatte sich schon längst verbreitet, und die Zeit bis zur Überlastung der Intensivstationen lief ab. Worauf es ankam, war eine rechtzeitige Reaktion.

M: Widerspruch. Wäre das Virus zuerst nach Deutschland und nicht nach Italien gekommen, dann wäre es einfach sehr viel schwerer geworden, strenge Maßnahmen zu verhängen.

Eben weil wir dann noch nicht gesehen hätten, was etwa in Bergamo los gewesen ist.

D: Wir hätten immer noch den Vorteil der Diagnostik gehabt. Aber zugegeben, es wäre in Deutschland sicherlich schwerer geworden, weil es noch kein europäisches Vorbild für Ausgangssperren und Versammlungsverbote gab. Wie gefährlich es war, zu zögern, zeigte sich in England. Gemessen am Zeitpunkt des erstmaligen Anstiegs der Fallzahlen wurde dort zwei bis drei Wochen länger als in Deutschland gewartet, bis einschneidende Maßnahmen verhängt wurden.[77] Die dortige Politik hatte vielleicht die Vorstellung von einer absichtlichen, vielleicht etwas moderierten Durchinfektion der Bevölkerung, um auf diese Weise einen Immunschutz zu bekommen, was aber auch bestritten wird.[78] Das war die sogenannte Durchseuchungsstrategie, die auch in Deutschland von mancher öffentlichen Stimme empfohlen wurde, leider sogar von einzelnen Personen aus meinem Fach. Es wurde allerdings schnell klar, dass die Krankenhäuser dann rasch an ihre absoluten Kapazitätsgrenzen kommen würden. Man verhängte dann in England im Kern die gleichen Maßnahmen wie in Deutschland, nur eben verzögert. Die Maßnahmen dort waren insgesamt strenger, wurden stärker kontrolliert und blieben auch länger bestehen.[79] Dennoch hatte Großbritannien am Ende der ersten Welle eine fast achtmal höhere Covid-Letalität als wir. Auf die Bevölkerungszahl umgerechnet hätten wir in Deutschland bei dieser Sterblichkeit etwa 70 000 Tote gehabt, tatsächlich sind in der ersten Welle bei uns gut 9000 Menschen gestorben. Nicht, weil die Maßnahmen härter waren, sondern weil sie früher kamen.[80]

M: Zeit ist nun mal die entscheidende Währung in einer Pandemie.

D: Schnelles Handeln. Das haben auch die anderen europäischen Länder so bewundert, fast beneidet: Unsere Kontaktmaßnahmen in der ersten Welle waren mild, jeder konnte einkaufen gehen, man konnte immer nach draußen, um spazieren zu gehen oder Sport zu machen. In anderen Ländern patrouillierte die Polizei in den Straßen, die Kommunen besprühten aus Verzweiflung die Bordsteine mit Desinfektionsmitteln. In Madrid wurde eine Eissporthalle zur Leichenhalle umfunktioniert,[81] weil es nicht mehr anders ging – trotz drastischer Ausgangssperren. Einfach, weil man die Welle zu spät bemerkt und daher zu spät die Bremse gezogen hatte.

M: Mich beschäftigt bis heute, welchen Anteil die später so berühmt gewordene Runde der Kanzlerin mit den Ministerpräsidentinnen und Ministerpräsidenten an den nun folgenden Ereignissen hatte. Die Ministerpräsidentenkonferenz (MPK) gibt es bereits seit 1948, sie ist ein Gremium der Koordination der Länder, um ihre Interessen gegenüber dem Bund zu vertreten. In keinem Pandemieplan, in keinem Krisenszenario gab es auch nur die Überlegung, dass die MPK jemals bei einer nationalen Katastrophe eine Rolle spielen sollte. Dass dies dann doch geschah, entstand ja eher aus einem Zufall heraus, im März 2020 …

D: … also in der Runde, in die mich die Kanzlerin eingeladen hatte.

M: Eigentlich sollte es im Kanzleramt um die Energiewende gehen, doch dann wurde die Pandemie das bestimmende Thema. Ab da ging es bruchlos weiter, unter dem Druck der Ereignisse wurde diese Runde zum Ort der Diskussion über die Krise. Und sie blieb der zentrale Ort, an dem alle Entscheidungen getroffen oder auch nicht getroffen wurden. Millionen Menschen warteten auf ihre Beschlüsse. Einerseits habe ich Verständnis für diese ungewöhnliche Konstruktion, so eine Krise gab es schließlich noch nie, es sollte Einigkeit zwischen Bund und Ländern geschaffen werden. Andererseits war das demokratische Defizit – die Parlamente sind nun mal der zentrale Ort der Demokratie – sehr früh zu erkennen. Darüber hinaus arbeitete diese Runde aus Bund und Ländern praktisch ohne Unterbau, obwohl es einen Krisenstab, bestehend aus Innen- und Gesundheitsministerium, gegeben hat.[82] Und sie verhakte sich immer mehr, beugte sich über jedes noch so kleine Detail. Die Vorlagen wurden sehr lang, Punkt 1, 2, 3, Spiegelstrich 1, Fußnoten mit abweichenden Erklärungen, jeder Teil des öffentlichen Lebens musste geregelt werden – ob das nun die Friseurläden, Restaurants, Schwimmbäder oder Fahrschulen betraf. Wegen des Virus fanden diese Beratungen jahrelang und ausnahmslos per Video statt, ständig redete jemand rein oder beriet sich mit seinen Beratern und vergaß, den Ton stumm zu schalten. In jedem Unternehmen wäre es disziplinierter zugegangen.

Optisch zumindest wurde mit der Zeit alles etwas hübscher, viele Ministerpräsidentinnen und Ministerpräsidenten drapierten eine Landesfahne hinter ihrem Schreibtisch. Es gab kritische Stimmen, Markus Söder sprach einmal von »Micky-Maus-Politik«, Armin Laschet warnte, man komme ins »absolute Unterholz«. Er sagte: »Ich bin nicht sicher, ob wir dieses Mikromanagement durchhalten.«[83] Die Runden dauerten schon mal fast den ganzen Tag und bis in die Nacht hinein. Aber es wurde nie mehr wirklich darüber diskutiert, ob dieses Gremium das richtige war oder zumindest einen Unterbau brauchte, der ihm zuarbeitete.

D: An dieses Klein-Klein kann ich mich sehr gut erinnern. Ich selbst wurde da auch reingezogen, ständig riefen Ämter oder Behörden wegen irgendeiner Detailregelung an, die sie von mir bewertet haben wollten. Manches wurde mir anschließend sogar persönlich zugeschrieben, auch diese damaligen »Hygienekonzepte«, die doch oft nur Kompromisslösungen zwischen kollidierenden Interessen waren und manchmal eine wacklige wissenschaftliche Basis hatten. Dennoch, am Ende der ersten Welle entstand dieses Gefühl: Wir haben es glimpflich überstanden. Deutschland kam mal wieder besser weg als alle anderen – und das würde auch so weitergehen. Dass nur die frühzeitigen Kontaktmaßnahmen weit Schlimmeres verhindert hatten, nahm man gar nicht mehr wahr.

M: Es gab den Wunsch nach Lockerungen, das begann schon direkt nach Ostern 2020, die Kanzlerin kreierte dafür das seltsame Wort von den »Öffnungsdiskussionsorgien«.[84] Die Dynamik zu Beginn der Pandemie hieß: Was die einen verbieten oder schließen, können die anderen nicht mehr zulassen oder geöffnet lassen. Das drehte sich jetzt um. Was die einen öffneten, konnten die anderen nicht geschlossen halten.

D: Ich hatte ganz am Anfang gehofft, dass ein einmaliger kurzer Lockdown ausreichen würde, da bald der Sommer käme und man so Ruhe bis zum nächsten Winter habe. Dann erschien im April 2020 die Arbeit des Harvard-Epidemiologen Marc Lipsitch, nach der der Sommereffekt die Übertragungsziffer bei Coronaviren nur um circa zwanzig Prozent reduziert, also zu wenig, um bei SARS-CoV-2 die Verbreitung zu beenden.[85] Da dachte ich zum ersten Mal: Okay, das wird jetzt schwierig, man wird wohl noch weitere

Maßnahmen brauchen. Tatsächlich zeigte sich, dass in Ländern mit weniger Infektionskontrolle die Inzidenz im Sommer einfach durchmarschierte. In den USA zum Beispiel nahmen die Infektionen einfach immer mehr zu, während bei uns die Neuinfektionen stagnierten. Deutschland hatte offenbar durch die frühe Reaktion das Virus unter eine kritische Schwelle gedrückt, und so glaubten viele, es sei vorbei. Ich habe damals eigens im Podcast Schwelleneffekte besprochen, um zu erläutern, dass diese Annahme trügerisch war,[86] denn das Virus könnte plötzlich wieder durchbrechen, auch wenn es momentan scheinbar unter Kontrolle sei. Aber es nützte nichts, in der öffentlichen Debatte machte sich Selbstgefälligkeit breit. Die Beispiele aus den USA oder selbst aus Frankreich und Spanien, wo die Fallzahlen schon seit Juli 2020 wieder anstiegen, reichten nicht aus. Fernsehexperten diskutierten den ganzen Sommer über, ob es überhaupt eine Winterwelle geben würde und ob man wohl jemals eine wirksame Impfung bekäme. Also, worauf überhaupt warten? Es müssten sich doch sowieso alle infizieren. Ich denke, diese Stimmung im September 2020 schaffte dann freie Bahn für die tödliche Winterwelle 2020/21.

M: Merkel sagte im Frühjahr 2020 in den Beratungen, man liege »unter den großen europäischen Ländern mit an der Spitze, darauf kann man auch stolz sein«. Manuela Schwesig sagte im Sommer 2020 in eben einer solchen Runde: »Bis hierhin haben wir es gut geschafft. Nach meiner Auffassung gehen wir in eine schwere Zeit, was ist unsere Strategie für Herbst und Winter?«[87] Auf diese gute Frage gab es keine auch nur annähernd gute Antwort. Das war ein großes Versäumnis, denn das späte Handeln führte ja nicht nur dazu, dass viele Menschen starben, sondern auch dazu, dass mit den härtesten Maßnahmen reagiert werden musste, obwohl zu einem früheren Zeitpunkt vermutlich mildere Mittel ausgereicht hätten.

D: Mir war mulmig dabei, ich war sicher, dass wir eine Winterwelle bekommen würden und etwas tun mussten, alle Daten waren ja eindeutig. Ich warnte vor einer Winterwelle schon am 24. April 2020 in einem Interview im ORF.[88] Ich hatte gehofft, dass man durch einen Strategiewechsel in der Infektionskontrolle einen erneuten Lockdown vermeiden könnte. Auf der Basis der guten Erfahrungen, die man in Japan damit gemacht hatte, veröffentlichte ich Anfang August 2020 in der ZEIT einen Artikel, der die retrospektive Clusterverfolgungsstrategie erklärte. Er hieß: »Ein Plan für den Herbst«.[89] Der Artikel wurde in der Öffentlichkeit zerredet, und die Idee fand daher wenig Resonanz und wurde letztlich nicht umgesetzt. Ehrlich gesagt weiß ich auch nicht, ob sie funktioniert hätte.
Was mich wundert: Solche Äußerungen wie die von Frau Schwesig habe ich in der Öffentlichkeit von Politikern damals nicht gehört. Wie haben Sie das recherchiert?

M: Viel wurde aus diesen Beratungen in Echtzeit nach draußen getragen, das beschäftigte die Runde ständig. Der schleswig-holsteinische Ministerpräsident Daniel Günther nannte es »total zum Kotzen«.[90] Einmal überlegte eine Runde in der Bundesregierung, ob man nicht ein Verbot von Handys in den Sitzungen einführen könne, so wie man früher im Wilden Westen seinen Revolver vor dem Betreten eines Saloons abgeben musste. Im »führenden Hinterzimmer« der Republik, wie es der *Spiegel* nannte, entstand ein immer größeres Misstrauen, da war das Gefühl, das Krisenmanagement könne durch die Liveticker schlicht unmöglich werden.[91] Söder sagte, es komme der Punkt, wo man durch ständige Indiskretionen »nicht mehr handlungsfähig« sein könne.[92] Das ist ein großes und gefährliches Wort in einer Krise. Allerdings waren es Bruchstücke, die nach draußen drangen, oft ohne Einordnung und Kontext. Manchmal entstand so ein richtiges, manchmal ein unvollständiges oder auch falsches Bild. Was besonders problematisch war: Kein Tonband lief in diesen Beratungen, es wurde nicht einmal ein anständiges Protokoll geführt. Nicht einmal Historiker würden also später nachvollziehen können, wie die in der Geschichte dieses Landes einzigartigen Entscheidungen getroffen wurden. Leider reiht sich das ein in ein generelles Transparenzdefizit, man denke nur an die vielen SMS-Nachrichten, die heute im politischen Betrieb für die Abstimmung und Entscheidungsfindung zentral sind.[93] Aber sie finden sich so gut wie nie in den Akten. Es gibt keine Nachvollziehbarkeit mehr, und das ist eine Gefahr für die Demokratie.

In der Pandemie gab es zum Glück einige in der Beratungsrunde, die den eingeschlagenen Weg für einen Fehler hielten. Die überzeugt davon waren, dass zumindest mit zeitlichem Abstand solche Entscheidungen das benötigen, wovon Demokratie lebt: Transparenz. So entstand für uns die Möglichkeit, die Beratungen in ihren wesentlichen Teilen zu verfolgen, selbst zu hören, wie da gerungen wurde, wortgetreu aus den Runden zu zitieren, wie ich es in unserem Gespräch hier bereits immer wieder getan habe. Für mich gehört das bis heute zu den ungewöhnlichsten Erfahrungen in meinem Berufsleben. Es war ein Prozess der Krisenbewältigung, der alle bis ans Ende ihrer Kräfte trieb. Im Januar 2021 sagte Angela Merkel dann den ehrlichsten Satz, den ich in diesen Monaten je gehört habe: »Wir sind fertig, jeder.«[94]

D: Nach diesem Winter, na klar. Aber noch mal zurück zum Sommer. Nach der ersten Welle haben alle erst mal Sommerurlaub gemacht. Dann ging der übliche politisch-mediale Zirkus weiter. Das hätte man einfangen und moderieren müssen. Was es gebraucht hätte, wäre eine Art Forum zwischen Politik und Wissenschaft gewesen, um solche Fragen zu beantworten: Wie war es in der ersten Phase der Pandemie bei uns, wie war es bei anderen? Was lernen wir daraus? Das gab es nicht. Die nun folgende Winterwelle 2020/21 war die tödlichste Phase der Pandemie. Die öffentliche Diskussion darüber, ob sie kommen würde, haben wir den Talkshows überlassen.

M: Den Fehler, nicht an eine Winterwelle zu glauben, machten andere auch. Der griechische Ministerpräsident Kyriakos Mitsotakis sagte in einer Fernsehansprache sogar: »Lassen Sie uns diesen Sommer zum Epilog dieser Krise machen.«[95] Kurz darauf, Ende Juli 2020, habe ich Lothar Wieler getroffen. Er war sehr beunruhigt. Die Zahlen stiegen schon wieder, und die Bereitschaft der Menschen schwand, sich an die Einschränkungen zu halten. In einer Pandemie werden ja nicht nur Klinikbetten knapp, sondern auch die Geduld. Das gescheiterte Krisenmanagement im Sommer und Herbst 2020 jedenfalls gehörte für mich zum Tiefpunkt in dieser Pandemie. Man konnte sich auf keine Strategie einigen, man diskutierte stundenlang darüber, wie es mit der Bundesliga weitergehen solle, auch in der zweiten und dritten Liga. Der Schutz der Alten- und Pflegeheime stand immer auf der Tagesordnung, aber darüber wurde nie wirklich diskutiert. Dazu kam, dass das, was beschlossen wurde, nicht immer von allen Ländern umgesetzt wurde. Laschet sagte einmal: »Ich mach ja alles mit, ich weiß eh, dass sich morgen die ersten Länder wieder nicht daran halten.«[96]

D: Das klingt fast zynisch.

M: Oder verzweifelt. Die Kanzlerin und einige andere jedenfalls sahen ab dem Herbst die steigenden Infektionszahlen und wollten früh Maßnahmen ergreifen, um gegenzusteuern. Aber es gab keine Einigkeit darüber, wie, in welchem Bereich und ab wann. Es waren dramatische Stunden. Angela Merkel sagte schließlich Sätze wie diese: »Wir müssen auch mal zu Potte kommen. Wir überzeugen uns ab einem bestimmten Punkt nicht mehr.« – »Irgendwann werden wir kein Geld mehr haben.« – »Wir müssen auch für das einstehen, was wir nicht schaffen.« – »Es soll hier eine Formulierung gefunden werden, dass niemand etwas tun muss.« – »Wir stehen vor einer fast unlösbaren Aufgabe.«[97] Die Sitzungen dauerten stundenlang, und die Verzweiflung muss jedenfalls bei Angela Merkel so groß geworden sein, dass es zu einer sehr ungewöhnlichen Überlegung kam: ein »Corona-Wellenbrecher-Gesetz«, kurz »CoronaWeG«.

D: Das Prinzip eines vorübergehenden Lockdowns wurde damals öffentlich diskutiert, ich habe es auch mal im Podcast erläutert.[98] Es wurde in Großbritannien unter der Bezeichnung »*circuit breaker*«-Lockdown vorgeschlagen. Aber von einem Gesetz habe ich nie etwas gehört.

M: Es ist auch nicht bekannt geworden. Inzwischen kenne ich einen der Entwürfe, die in aller Eile und bis in die Nacht hinein Ende Oktober/Anfang November 2020 im Innenministerium geschrieben wurden. Das Kanzleramt hatte den Auftrag erteilt. Das Gesetz sah – beim Überschreiten bestimmter Schwellenwerte – strenge Kontaktbeschränkungen, die Schließung der Gastronomie und zahlreiche andere Maßnahmen bis Ende November 2020 vor …

D: … und die Schließung von Schulen und Arbeitsstätten?

M: Das ausdrücklich nicht. Interessant ist die Begründung, warum es neben dem Infektionsschutzgesetz jetzt eine spezielle Regelung geben sollte. Ich lese einmal vor: »Das Gesetz zur Verhütung und Bekämpfung von Infektionskrankheiten beim Menschen enthält weitreichende Befugnisse zur Verhütung sowie zur Bekämpfung übertragbarer Krankheiten. Das Infektionsschutzgesetz wird im Wesentlichen von den Ländern als eigene Angelegenheit ausgeführt. [...] In der Normallage reicht diese Kompetenzverteilung aus, um die Ausbreitung eines Krankheitserregers zu verhindern. Das aktuelle Ausbruchsgeschehen der durch das neuartige Coronavirus SARS-CoV-2 verursachten Krankheit Covid-19 zeigt, dass im seuchenrechtlichen Notfall das Funktionieren des Gemeinwesens erheblich gefährdet sein kann.« Und deshalb brauche es jetzt ein Bundesgesetz – und eine Bundeszuständigkeit.[99]

D: Ich kannte das Papier bisher nicht. Im Großen und Ganzen wurden im Herbst 2020 das Freizeitleben und die Gastronomie durch Maßnahmen belegt, die Arbeitsstätten und der Schulbetrieb nicht. Es gab eine Maskenpflicht, aber nicht, wie in anderen Ländern zu der Zeit, eine Homeoffice-Pflicht. Mit diesen vergleichsweise milden Maßnahmen hatten wir dann zum Weihnachtsfest 2020 unter allen europäischen Industriestaaten eine der höchsten Covid-spezifischen Mortalitäten. Eine schlimme gesellschaftliche Situation.
Im Gegensatz zu uns lernten die großen westeuropäischen Industrieländer – Spanien, Italien, England, Frankreich – aus der ersten Welle. Sowohl von der ersten zur zweiten Welle als auch insgesamt vom Jahr 2020 zum Jahr 2021 sank laut WHO in diesen Ländern die Übersterblichkeit, nahm also die Zahl der Verstorbenen ab, die man Covid-19 zu-

schreiben kann.[100] Nur in Deutschland nicht, da stieg sie. So gesehen haben wir aus der ersten Welle nicht gelernt.

M: Überheblichkeit?

D: Nicht in der Wissenschaft. Die Faktoren, warum es uns im Frühjahr 2020 weniger hart getroffen hat, waren ganz klar. Es gab viel Respekt für unseren Umgang mit der ersten Welle. Aber das war es dann auch, danach ließen wir nach. Das war wohl das Präventionsparadox, das da zum Tragen kam.

M: ... ein Begriff, den vor der Pandemie kaum jemand kannte. Er stammt von dem britischen Epidemiologen Geoffrey Rose. »*There is no glory in prevention*« haben Sie das mal in einem Tweet genannt. Können Sie die Bedeutung bitte einmal erklären?

D: Es gibt mehrere Lesarten, aber in der Infektionsepidemiologie hat sich diese recht einfache Verwendung eingebürgert: Man sieht die Krankheiten nicht, die man verhindert hat, und ist dann blind für die Folgen, die ohne Präventionsmaßnahmen eingetreten wären. Man sieht also nur den Schaden durch die Präventionsmaßnahmen und übersieht den Nutzen. Die klassische Lesart aus der Herz-Kreislauf-Medizin ist etwas komplizierter, sie führt uns hier aber vom Thema weg.[101]

M: Das Phänomen gibt es nicht nur in der Medizin. Der Historiker Niall Ferguson schreibt in seinem Buch *Doom*: »Politische Führer werden selten für etwas belohnt, das sie zur Verhinderung von Katastrophen unternehmen, denn das Ausbleiben einer Katastrophe ist selten Anlass zu Applaus und Dankbarkeit. Stattdessen werden sie für das Leid an den Pranger gestellt, das sie mit prophylaktischen Maßnahmen bewirken.«[102]

D: Ja, die Gefahr war durch die gute Kontrolle der ersten Welle vergessen, und die Politiker sahen im Herbst 2020 wohl den drohenden Schaden durch Kontrollmaßnahmen. Es ist ein so offensichtlicher Mechanismus, und doch fällt man immer wieder auf ihn herein. Übrigens auch jetzt, nach der Pandemie, schlägt das Präventionsparadox wieder zu. Jetzt haben viele den Ernst der damaligen Lage vergessen und wollen suggerieren, die Maßnahmen seien in Wirklichkeit alle übertrieben gewesen.

M: Zum Thema Präventionsparadox kam es in Frankreich zu einer der interessantesten Diskussionen. Es fehlte dort, wie überall, zu Beginn der Pandemie an Masken. Wo waren die riesigen Bestände, die 2009 nach der Schweinegrippe eingelagert wurden, lautete die empörte Frage. Dann meldete sich die frühere Gesundheitsministerin Roselyne Bachelot zu Wort und erinnerte daran, wie sie wegen der angeblich viel zu hohen Kosten für die Anschaffung und Einlagerung öffentlich kritisiert worden war – und die Bestände schließlich abgebaut wurden.[103] So war es vielerorts, wenn es um medizinische Schutzausstattung ging. Man glaubt an das Just-in-time-Prinzip – in der Krise kauft man halt schnell, was man braucht, obwohl das in einer weltweiten Krise dann alle gleichzeitig brauchen. So ein Verhalten ist sträflich. Niemand kritisiert die Feuerwehr dafür, dass sie genügend Schläuche kauft, auch wenn es dann gar nicht brennt.

Verunsicherung und Verschwörung

M: Ich habe noch eine Frage zur Winterwelle. Sie sagten, dass Sie das alles kommen sahen. Aber wo waren Sie? Warum warnten Sie nicht?

D: Eine Erinnerung habe ich dazu: Mitte Oktober 2020 sagte der Physiker und Infektionsmodellierer Michael Meyer-Hermann in der Ministerpräsidentenkonferenz: »Es ist nicht fünf vor zwölf, sondern zwölf.«[104] Er hatte neben dem RKI die besten Modelle für Deutschland und konnte die Infektions- und Todeszahlen mit einem Horizont von mehreren Wochen präzise vorhersagen. Aber dann, am 28. Oktober 2020, forderte die Kassenärztliche Bundesvereinigung (KBV) die Abkehr von strikten Kontrollmaßnahmen.[105]

M: »Gebote statt Verbote«.

D: Richtig, also das genaue Gegenteil. Die Stellungnahme war tituliert als »Gemeinsame Position von Wissenschaft und Ärzteschaft« und listete medizinische Fach- und Berufsverbände als Mitunterzeichner auf. Essenziell ging es um den gezielten Schutz von Alten und Risikopersonen, verbunden mit der Forderung, andere Kontrollmaßnahmen zurückzunehmen. Außerdem gab es ein paar Ideen für die Krankheitsüberwachung, wie etwa ein Ampelsystem, dessen fachliche Basis und Umsetzung für mich völlig im Nebel lagen. Das Ganze entbehrte aus meiner Sicht einer wissenschaftlichen Grundlage. Man hatte doch schon die Erfahrungen der ersten Welle zur Hand, kannte die hohen Todeszahlen in vielen Ländern, die ganz ähnlich wie Deutschland strukturiert waren.

Gleich nach der Veröffentlichung distanzierte sich eine ganze Anzahl der als Unterstützer gelisteten Fachgesellschaften davon.[106] Das Originalpapier ist inzwischen auf der Seite der KBV geändert worden. Die Gesellschaft für Virologie verfasste eine explizite Distanzierung, in der auch die wissenschaftlichen Argumente gegen das Papier genannt wurden.[107] Dennoch: Das Papier wurde in der Politik herumgereicht und von seinen Verfassern beworben, auch als Gegenentwurf zu einem damaligen Papier der Leopoldina, das schon im September veröffentlicht worden war und zur Vorsicht mahnte.[108] Die griffigen Formulierungen in dem KBV-Papier verunsicherten die Politiker, und das in der damaligen Situation, als eine Entscheidung wirklich drängte. Ich weiß nicht, wie viele Personen tatsächlich hinter dem Papier standen, aber mein Eindruck ist: Es wurde in der Öffentlichkeit von einigen Personen platziert, die eine andere Meinung zum Geschehen hatten und diese Meinung durchboxen wollten. Ich habe mir die damalige Pressekonferenz noch einmal im Video angeschaut. Es ist schon ernüchternd, was da so an Inhalten verbreitet wurde und mit welcher Überzeugung.[109] Sogar auf die WHO bezog man sich, obwohl das Papier deren Empfehlungen und Einschätzungen nun wirklich diametral entgegenstand. Das Ganze barg so viel Konfliktpotenzial, dass ich mich in diesem Moment entschied, mich aus der politischen Diskussion herauszuhalten, meinen Podcast zu machen und darin die Fakten zu erklären. Ich wollte nicht Teil dieses aggressiven Klimas sein, das damals in der Öffentlichkeit aufkam.

M: Sie haben von der Verantwortung gesprochen, die Sie dazu gebracht hat, eine öffentliche Rolle in der Pandemie zu übernehmen. Jetzt wurde es doch erst so richtig ernst – aber wo war Drosten? Das kann man kritisch sehen.

D: Ja, heute muss ich sagen, ich bedauere es, dass ich mich damals zurückgezogen habe. Ich hätte viel Gehör gefunden, wenn ich mich persönlich gegen solche Stellungnahmen positioniert hätte. Aber ich leide nicht an Selbstüberschätzung, und schließlich haben ja auch andere Wissenschaftlerinnen und Wissenschaftler damals ganz klar Position bezogen. Die Stellungnahme der Gesellschaft für Virologie habe ich natürlich mitgezeichnet. Man möge es mir nachsehen – ich war damals ganz schön geprügelt durch Angriffe in den Medien und hatte auch echte Sorgen. Ich bin Familienvater, kein Spitzenpolitiker, ich habe keinen Personenschutz.

M: Bleiben wir doch einmal bei der gesellschaftlichen Situation zu Beginn der Pandemie. Es gab viel Unterstützung. Es gab viel Diskussion und auch Zweifel an den verhängten staatlichen Maßnahmen. Und es gab früh noch eine andere, besorgniserregende Entwicklung: Es begannen Proteste. In der Bundesregierung wurde ein tägliches Lagebild verteilt, das vom Innenministerium und dem Gesundheitsministerium gemeinsam erstellt wurde. Es informierte nicht nur über die weltweiten und nationalen Infektionszahlen, sondern auch über die gesellschaftliche Stimmung und die Proteste im Land, vor allem über sogenannte Hygiene-Demos.

D: Ich bin einmal zufällig beim Joggen in so eine Demo in der Nähe des Brandenburger Tores hineingeraten. Mir kamen tatsächlich Leute in langen Gewändern mit Räucherstäbchen entgegen. Als die mich erkannten, schauten sie drein, als sei ihnen der Leibhaftige erschienen. Eine völlig absurde Situation. Ich bin einfach weitergelaufen.

M: Bei diesen Demonstrationen versammelten sich auch Menschen, die glaubten, dass das Virus lediglich ein Vorwand des Staates sei, um seine Macht auszuweiten. Die Pandemie sei schlicht erfunden oder Bill Gates sei dafür verantwortlich. Es zeigte sich eine Anfälligkeit für Verschwörungserzählungen, die jeden politischen Dissens mühelos überwand: Alt-Linke, Esoteriker, Neonazis fanden plötzlich zueinander. AfD-Bundestagsabgeordnete fielen dadurch auf, dass sie den größten Unsinn erzählten, etwa dass die Pandemie nur erfunden worden sei, um den Zusammenbruch des Papiergeldsystems zu vertuschen.[110] Auch die später wegen des Verdachts auf Hochverrat verhaftete frühere AfD-Abgeordnete Birgit Malsack-Winkemann gehörte dazu. Sie mutmaßte auf Facebook ohne jeden Beleg, dass ein 13-jähriges Mädchen in einem Schulbus gestorben sei, weil es eine Maske habe tragen müssen.[111] Der Verfassungsschutz tat sich anfangs schwer mit der Einordnung dessen, was da entstand, und erfand schließlich eine ganz neue, inzwischen fünfte Kategorie des Extremismus: »Verfassungsschutzrelevante Delegitimierung des Staates«.[112] Ein riskantes Terrain, denn Protest und Meinungsfreiheit sind Eckpfeiler des demokratischen Prozesses. Die Grenze wird überschritten, wenn Gewalt angewendet oder zur Gewalt aufgerufen wird. Aus ebendieser Ecke bekamen Sie tatsächlich früh sehr viel ab. Auf den Demonstrationen wurden Schilder hochgehalten, die Sie in Gefängniskleidung zeigten. An einer Ampel in München sah ich dann zum ersten Mal diesen Aufkleber, auf dem Sie neben dem KZ-Arzt Josef Mengele zu sehen waren unter der Überschrift: »Beides Ärzte«. Das war unfassbar.

D: Es gab zwei Entwicklungen: Leute haben mir Mützen und Handschuhe gestrickt, andere wiederum haben mir Verwünschungen im Namen des Weltgerichts geschickt. Am Anfang habe ich diese Hassmails alle auch noch selbst gelesen, aber sehr bald hat sie mein Büro aussortiert. Die

Leute, die hofften, dass ich das lese und schockiert bin, haben mich nicht mehr erreicht. Stattdessen hat das Charité-Justiziariat alle Zuschriften gesichtet und das, was strafrechtlich relevant erschien, direkt an das Landeskriminalamt geschickt. Wir haben sehr viele Absender angezeigt, manche sind schon verurteilt.

M: Innerhalb dieser radikalen Minderheit fand sich dann noch einmal ein besonders radikalisierter Kern. Der bedrohte Sie persönlich.

D: Ja, es gab solche Szenen. Einmal stellte sich mir jemand beim Laufen im Berliner Tiergarten in den Weg, ein anderes Mal wurde ich von einer Passantin mit dem Ausspruch »Nürnberg 2.0« angepöbelt – das war damals eine in radikalen Kreisen kursierende Idee von einem Tribunal nach Vorbild der Nürnberger Prozesse, das anlässlich der Pandemie geführt werden sollte. Wahnsinn. Ich bin aber in solchen Situationen nicht ängstlich und habe diesen Leuten meistens gesagt, sie sollen einfach weitergehen. In besonders bizarren Fällen musste ich manchmal auch reflexhaft lachen.

M: Vor Ihrem Institut in der Charité gibt es heute Kameras, hinein kommt man nur durch einen besonders gesicherten Eingang. Gab es das vorher?

D: Nein, aber überall in der Charité wurden die Sicherheitsmaßnahmen erhöht – die Charité wurde ja irgendwie zu einem Symbol und damit auch zum Ziel. Wir haben damals auch überlegt, ob ich Personenschutz bekommen sollte. Nur war schnell klar, dass das gar keinen Sinn macht und auch nicht praktikabel ist. Ich fahre sicherer mit dem Fahrrad als in einer auffälligen schwarzen Limousine.

M: Aber es gab sehr wohl eine Gefährdungslage für Sie. Ich lese Ihnen einmal aus einer Analyse des Berliner Verfassungsschutzes vor: »Die Bundeskanzlerin, der Gesundheitsminister oder ein prominenter Virologe« – gemeint sind Sie – »werden im besten Fall nur diffamiert, sollen ansonsten wahlweise abgeschafft, inhaftiert oder gar exekutiert werden.«[113]

D: Gut, dass mir das damals niemand vorgelesen hat. Insgesamt ist einigen die Fantasie durchgegangen, eigentlich muss man die ja bedauern.

M: Lothar Wieler riet man, besser nicht mehr S-Bahn zu fahren. Später gab es noch eine ganze Reihe von Polizeiszenarien, die glücklicherweise nicht eingetreten sind – etwa gezielte Überfälle auf Impfstofftransporte. Es blieben, schlimm genug, ein Brandanschlag auf eine Außenstelle des Robert Koch-Instituts in Berlin und ein weiterer Brandanschlag auf ein Gebäude des Forschungsverbands der Leibniz-Gemeinschaft, ebenfalls in Berlin.[114] Hat die Kanzlerin Sie gebeten, in dieser Zeit in die öffentliche Diskussion einzugreifen?

D: Sie hat mir und anderen Wissenschaftlerinnen und Wissenschaftlern in Gesprächsrunden gesagt, dass es wichtig sei, zu kommunizieren. Aber sie hat nie gesagt: Gehen Sie doch mal da- oder dorthin, und auch nie irgendwelche inhaltlichen Aussagen gewünscht oder beeinflusst.

M: Im Januar 2021 wurden dann – wieder – die Schulen geschlossen. Nichts übrigens sorgte in den Gesprächen mit der Kanzlerin und den Ministerpräsidentinnen und Ministerpräsidenten für mehr Emotion als die Frage der Schulen.

In manchen Bundesländern entstand der Eindruck, dass die Kanzlerin einfach nicht versteht, wie groß die Anspannung, die Lasten in vielen Familien bereits waren. Schon im Gründungsstatut der WHO fanden sich folgende klugen Sätze: »Die Gesundheit ist ein Zustand des vollständigen körperlichen, geistigen und sozialen Wohlergehens und nicht nur das Fehlen von Krankheit und Gebrechen.«[115]

D: Ich habe gleich Anfang Januar 2021 noch einmal auf alternative Kontrollmöglichkeiten statt der Schulschließungen hingewiesen, und das war nicht das erste Mal.[116] Im Podcast habe ich es differenziert erklärt: Das Virus wird nun mal auch bei Kindern übertragen, aber in Wirklichkeit zählt nur, die Übertragungstätigkeit in der gesamten Gesellschaft summarisch zu kontrollieren, und zwar egal, wo – an Arbeitsstätten, in der Freizeit, in Schulen. Und ich habe darauf hingewiesen, dass andere Länder verstärkt auf Homeoffice, Testung an Arbeitsplätzen und verringerte Auslastung von Bussen und Bahnen setzen, statt die Schulen zu schließen. Die Politik hat damals die Abwägung zwischen Arbeitsstätten und Schulbetrieb nicht kommuniziert, ich habe darauf genau geachtet. NRW-Gesundheitsminister Karl-Josef Laumann hat einmal die starke Gewichtung der Schulen und die Schonung der Arbeitsstätten als einen entscheidenden Fehler der deutschen Pandemiepolitik eingestanden.[117] Dem stimme ich zu.

M: Und warum haben Sie Ihren Einfluss, Ihre Stimme dann nicht dazu genutzt, das auch einmal laut zu sagen? In einer der großen Nachrichtensendungen etwa.

D: Ich habe damals immer aufgepasst, dass ich nicht in ein politisches Wespennest steche. Ich wollte mich auf keinen

Fall politisch positionieren. Das geht für mich grundsätzlich nicht, wenn man ein wissenschaftliches Sprechmandat in der Öffentlichkeit hat. Und schon gar nicht bei meiner damaligen Sichtbarkeit. Glauben Sie mir, es haben alle möglichen Seiten versucht, mich für sich einzunehmen. Ich habe dem widerstanden.

M: Die Emotionalität, die bis heute mit der Frage der Schulschließungen verbunden ist, steht auch für ein größeres Thema: die Verteilung der Lasten während der Pandemie und ob diese gerecht erfolgt ist. Der Satz »Vor der Krankheit sind alle gleich« könnte kaum weiter von der Realität entfernt sein. Während der Pandemie traten die sozialen Ungerechtigkeiten besonders deutlich zutage. Es machte einen erheblichen Unterschied, ob man sich in sein Ferienhaus oder in den eigenen Garten zurückziehen konnte oder ob man als Alleinerziehende mit einem Kind in einer Zwei-Zimmer-Wohnung festsaß. Auch das Arbeiten im Homeoffice war nicht für alle gleich, insbesondere wenn es mit Homeschooling verbunden war. Und was war mit denen, die jeden Tag im Supermarkt an der Kasse sitzen mussten, weil sie keine andere Wahl hatten und sich nicht aus Angst vor dem Virus zurückziehen konnten ...

D: ... oder mit denen, die im Krankenhaus Schicht um Schicht arbeiten mussten?

M: Als wüssten wir nicht, dass in Pandemien die sozialen Fragen immer von herausragender Bedeutung sind. Kennen Sie Heinrich Heines Bericht über den Ausbruch der Cholera in Paris? Er schrieb: »Das Volk murrte bitter, als es sah, wie die Reichen flohen und bepackt mit Ärzten und Apotheken sich nach gesünderen Gegenden retteten. Mit Unmut sah der Arme, dass das Geld auch ein Schutzmittel gegen den Tod geworden.«[118]

D: Es waren nicht nur die Alten und Kranken, sondern eben auch die wirtschaftlich Schwachen, die man vor dem Virus schützen musste. Das Argument der Eigenverantwortung war doch häufig nur der Egoismus von privilegierten Interessengruppen, denen die Armen oder die Beschäftigten im Billiglohnsektor egal sind.

M: Man muss sich nur an die Beschäftigten in der Fleischindustrie erinnern, etwa die Leiharbeiter bei der Firma Tönnies in Gütersloh.[119]

D: Interessanterweise fand dieser Ausbruch im Sommer statt, nur eben in Kühlräumen. Als würde der Winter vorweggenommen.

»Beschränkungen, die für Geimpfte nicht gelten« – Die Zulassung von Impfstoffen und der Umgang mit ihnen

M: Die politische Streiterei um einen weiteren Lockdown war zu keinem Zeitpunkt heftiger als im Herbst 2020. Das Wort »Druck« fiel in den Beratungen der Ministerpräsidentinnen und Ministerpräsidenten mit der Kanzlerin immer und immer wieder. Der damalige Berliner Bürgermeister Michael Müller sprach von einem »Ritt auf der Rasierklinge«.[120] Aber das Wichtigste war doch: Die ersehnten Impfstoffe waren jetzt entwickelt und auch zugelassen worden. Das rettende Ufer zeichnete sich ab. Obwohl es ab diesem Punkt eigentlich bergauf gehen sollte, passierte nach meiner Überzeugung erst einmal das Gegenteil. Es entstand der öffentliche Eindruck, dass viele Länder viel schneller über Impfstoff verfügten als Deutschland. Was bestenfalls halb richtig war.

D: Es war vollkommen egal, ob der Impfstoff eine Woche früher oder später ausgeliefert wurde. Die Impfung wurde stufenweise verabreicht, erst einmal an die Ältesten und das medizinische Personal, dann an immer jüngere Altersgruppen. Dieser Prozess dauerte fast ein halbes Jahr. Doch man konnte sich schön über jede noch so kleine Verzögerung empören. Was uns aber damals wirklich beschäftigte, war die Alpha-Variante.

M: Die erste Änderung des Virus. Es hat überhaupt erstaunlich viele Haken geschlagen.

D: Genau. Ich war anfangs ungläubig, weil das Virus zuvor über so lange Zeit unverändert geblieben war. Aber die englischen Epidemiologen haben es uns vorgerechnet. Der Zuwachs der Fallzahlen war über fünfzig Prozent höher, und auch die Krankheitsschwere schien erhöht.[121] Die Virologie hat noch viele Monate gebraucht, um erste Erklärungsansätze für diese Veränderung zu finden.

M: Das bedeutete für die Beratung der Politik, dass alle bis dahin angenommenen Zahlen und Modelle auf einmal nicht mehr stimmten – oder nicht gut genug waren. Hätte man nicht schlicht sagen müssen: Wir haben es faktisch mit einem neuen Virus zu tun?

D: Das Virus hatte tatsächlich eine veränderte Übertragbarkeit. Die Modelle, an denen wir uns festgehalten hatten, funktionierten nicht mehr. Glücklicherweise konnten wir uns damals und auch später auf die englische Datenwissenschaft verlassen. Ich sage immer: Die deutsche Politik sollte sich dafür einmal offiziell in London bedanken. Die Politik jedenfalls verlängerte eine Reihe von Einschränkungen im öffentlichen Leben, öffnete aber den Schulbetrieb. Die größte Veränderung kam aus den Kommunen und Pflegebetrieben. Nachdem so viele alte Leute in der Winterwelle 2020/21 gestorben waren, achtete man nun viel stärker auf den Schutz der Alten.

M: In dieser Pandemie hatten die Alten neben den Kindern besondere Lasten zu tragen. Sie hatten ein großes gesundheitliches Risiko und litten vor allem an Einsamkeit.

D: Deshalb war es richtig, dass die Impfungen bei den älteren Menschen begannen. Außerdem kamen Antigen-Schnelltests, mit denen man Personal und Besucher regelmäßig testen konnte.

M: Hatte das eine direkte Auswirkung?

D: Interessant ist ein Blick auf die Fallstatistik des RKI.[122] Die Gesamtfallzahl war in der Winterwelle praktisch gleich hoch wie durch Alpha in der Frühjahrswelle 2021. Aber die Zahl der Toten war enorm reduziert, obwohl Alpha ja eigentlich virulenter war. Ein genauer Blick auf die Altersgruppen zeigte: Das Alter der Infizierten verschob sich. Kinder bekamen jetzt mehr Infektionen ab, weil ja die Schulen wieder offen waren, und die Alten hatten viel weniger Infektionen. Das zusammen ergab bei einer gleichen Fallzahl viel weniger Todesfälle.

M: Wie sind die Zahlen dieses Winters, der tödlichsten Phase der Pandemie in Deutschland?

D: Ungefähr 60 000 Menschen starben in der Winterwelle, ungefähr 10 000 in der sich anschließenden Alpha-Welle im Frühjahr 2021.[123]

M: In diesem Frühjahr unterlief Angela Merkel ein großer Fehler. Sie verordnete eine sogenannte Osterruhe und musste diese dann aus formalen Gründen zurücknehmen, weil sie politisch und regulativ einfach nicht funktionierte – nicht funktionieren konnte. Sie entschuldigte sich.[124]

D: Das Aufkommen der Varianten hat alle aufs Glatteis geführt, auch die Wissenschaft. Für uns war es beispielsweise verblüffend zu sehen, dass nach Ostern 2021 die Inzidenz so plötzlich sank. Es gab sehr warmes Wetter und an allen Straßenecken Testmöglichkeiten – es war die Zeit, in der Schnelltestcenter wie Pilze aus dem Boden schossen. Da man mit einem negativen Test bestimmte Veranstaltungen und Restaurants besuchen durfte, ließen sich viele Menschen testen und die, die Symptome hatten, blieben zu Hause. Vielleicht half das zusätzlich zum warmen Wetter bei der Kontrolle. Der Temperatureffekt konnte es allein jedenfalls nicht gewesen sein – denn selbst ein Jahr später gab es noch eine Sommerwelle in Deutschland.

M: Ein Erfolg, den wir uns sehr teuer erkauft haben. Neben den Betrügereien bei den Masken sind die Testcenter der Bereich, in dem üble Geschäftemacherei oder auch Betrug stattgefunden haben.

D: Mir fallen noch ein paar andere Bereiche ein. Es gab nicht nur innerhalb der Medizin Pandemie-Gewinnler, ganze Branchen und Betriebe profitierten, ohne dass sie sich neu ausrichten mussten. Es ist bekannt, welche Aktienkurse in die Höhe schnellten, weil plötzlich alle ihre Waren bis hin zum Essen online bestellten. Einzelhändler und Restaurants mussten aber aus Steuermitteln kompensiert werden. Ehrlich gesagt – bei allen Leistungen, die man nicht genug loben kann – zählte natürlich auch die Pharmaindustrie zu den Gewinnern. Ich habe mich bewusst während der Pandemie nie »als Bürger« oder auch sonst irgendwie politisch geäußert. Hier kann ich aber schon einmal sagen, dass ich manches als Privatperson nicht nachvollziehen konnte. Natürlich ist es vollkommen klar, dass bestimmte Dienstleistungen für die Gesellschaft, die der Staat nicht übernehmen konnte, auch Anreize benötigten. Aber manche Gewinne flossen einfach so. Es wurde von Gewinnen und Übergewinnen gesprochen, aber was waren die Konsequenzen? War man wirklich so ohnmächtig, dass man die großen Gewinne nicht zugunsten der Allgemeinheit hätte nutzen können?

M: Danke für die Klarheit. Womit wir an einem Punkt sind, an dem Transparenz zwingend ist, die Impfstoffe. Waren die Preise wirklich angemessen? Welche Länder zahlten welche Preise? Und wie lief der Prozess der Beschaffung? Die *New York Times* klagt gegen die EU-Kommission, weil sie die Nachrichten sehen will, die Ursula von der Leyen mit dem Chef von Pfizer austauschte, der gemeinsam mit BioNTech einen der wirkungsvollsten Impfstoffe vertrieb.[125] Dafür kann man ja nur dankbar sein. Aber trotzdem müssen wir wissen, welche politischen und wirtschaftlichen Entscheidungen damals von wem und warum getroffen wurden. Das herauszufinden, bleibt eine journalistische Pflicht für eine sehr lange Zeit.
Aber zurück zur pandemischen Lage: Auf Alpha folgte Delta, eine noch infektiösere Variante. Was bedeutete sie für Deutschland?

D: Die Delta-Welle nahm in England schon im Juni 2021 Fahrt auf, bei uns kam sie erst so richtig im Spätsommer und Herbst des Jahres an. Diese Variante war die erste, die eine Immunflucht zeigte.[126] Dort, wo sie entstanden ist – wir vermuten in Indien –, waren einfach zu jener Zeit so viele Menschen natürlich infiziert worden, dass sich bereits vor der Impfung eine leichte Bevölkerungsimmunität eingestellt hatte. Darauf reagierte das Virus. Übrigens gab es damals in Indien enorm hohe Todeszahlen trotz einer im Durchschnitt jungen Bevölkerung.[127] Bei Immunflucht wirkt die Impfung schlechter. Daten aus Israel zeigten schon im Sommer klar, dass man für einen guten Schutz gegen Delta eine dritte Impfung brauchte.[128] Es hat zu lange gedauert, bis das in Deutschland anerkannt wurde. Es gab damals jede Menge Impulse gegen eine obligatorische Booster-Impfung, die Daten waren manchen noch zu dünn. Ein anderes Argument kam von der WHO: Die armen Länder hatten noch nicht einmal eine erste Dosis für alle, während wir uns schon mit einer dritten Dosis noch ein wenig besserstellen wollten.

M: Über den besonderen Impfstoff-Egoismus der westlichen Welt müssen wir noch sprechen. Schon deshalb, weil der Zorn und die Wut des Globalen Südens darüber, wie man in der Pandemie behandelt wurde, die Vorbereitung auf weitere Pandemien erschweren. Aber bleiben wir erst mal bei der Situation in Deutschland in diesem Sommer 2021. Die Politik befand sich zu der Zeit im Wahlkampf. Es gab eine Beratung zwischen der Kanzlerin und den Ministerpräsidentinnen und Ministerpräsidenten am 10. August, da lag eigentlich alles auf dem Tisch: Die Impfquote war zu niedrig, das lag nicht am fehlenden Impfstoff, sondern weil zu viele Menschen skeptisch waren, ob sie sich impfen lassen sollten. Viel zu lange beschäftigte sich der politische und auch der gesellschaftliche Diskurs allein mit der Frage, wer endlich wann an der Reihe war. Wer wie lange warten muss, bis er die Spritze bekommt. Aber was wurde getan, um diejenigen zu überzeugen, die skeptisch waren? Dabei gilt Impfskepsis bei der WHO schon seit Jahren als eine der größten Gesundheitsgefahren.[129]

D: Ja, und sie wuchs in Deutschland noch, auch durch Desinformation.

M: Es gibt aber noch einen anderen Faktor: Es gab viele, die es nicht erwarten konnten, geimpft zu werden, und sich sofort an ihren Arzt wandten. Aber was war mit denen, die Zweifel hatten? Die keine regelmäßige medizinische Betreuung hatten und niemanden kannten, den sie um Rat fragen konnten? Menschen, auf die man hätte zugehen müssen, um die man sich hätte bemühen müssen. Bremen war eines der Bundesländer, die das früh erkannten. Aufgrund der hohen Armutsquote und der sozialen Brennpunkte hätte man erwarten können, dass sich Bremen beim Impfen schwertut. Aber die Verantwortlichen haben analysiert, wie viele Infektionen es in welchen Stadtteilen gab, und sich dort dann besonders engagiert.[130]

D: In diesem Zusammenhang fällt mir ein, dass man öffentlich nicht explizit über die niedrige Impfquote bei Menschen mit Migrationshintergrund sprechen konnte. Das war ein Tabu, man wollte zu Recht niemanden stigmatisieren, aber man musste diese Gruppe doch ansprechen, weil es dort viele Schwererkrankte gab. Ich habe es bei mir selbst bemerkt. Zwar habe ich das Thema in fast jeder Podcast-Folge angesprochen, aber ich habe dieselbe verklausulierte Sprache verwendet wie die Politiker. Man wird sprachsensibel, wenn man so viel in den Medien unterwegs ist.

M: Und wenn man nicht sagt, was ist, dann tut man oft auch nicht, was getan werden muss. In Deutschland jedenfalls wurden zu lange nicht alle Mittel des Werbens und des Überzeugens eingesetzt und schon gar nicht ausgeschöpft.

D: Bei Menschen mit Sprachbarriere ging es gar nicht ums Überzeugen – die notwendigen Informationen kamen dort oft einfach nicht an.

M: Im Sommer 2021 ging es schließlich um die Frage, ob man nicht den Druck erhöhen sollte – durch Einschränkungen für diejenigen, die nicht genesen, frisch getestet oder eben geimpft waren. Sogenannte 2G- oder 3G-Maßnahmen, die es in anderen Ländern schon gab.

D: Das war unpopulär, und anscheinend wollte sich niemand im Wahlkampf damit auseinandersetzen. Aber man sah schon im Sommer am Beispiel von Großbritannien, was man erreichen konnte. Dort wurde einfach besser geimpft, gerade bei den Alten. Sogar die Fußballstadien waren wieder voll, als dort die Europameisterschaft ausgetragen wurde. Das hat zu massiver Übertragung geführt, die sich direkt auf die Fallzahl im Land ausgewirkt hat.[131] Das war aber auch ein Signal an andere Länder: Schnelles Impfen erlaubt große Freiheiten. Denn im Verhältnis zu den hohen Fallzahlen war die Sterblichkeit sichtbar eingedämmt. In Deutschland waren wir davon noch weit entfernt. Unter der Delta-Welle im Herbst 2021 war die Sterblichkeit gegenüber der Alpha-Welle im Frühjahr kaum reduziert.[132]

M: Spahn hat später eingeräumt, er wäre nicht auf die Idee gekommen, dass sich eine so große Anzahl von Menschen in Deutschland nicht impfen lassen würde.[133] Hatten Sie das erwartet?

D: Nein, ich hatte das auch nicht erwartet. Ich hatte immer gedacht, dass wir schon über neunzig Prozent kommen würden, und das hätte ja auch gereicht. Eigentlich ist es paradox. Impfungen sind historisch immer sicherer geworden, aber die Skepsis ist in manchen Ländern zuletzt immer größer geworden.

M: Womöglich lag das auch daran, dass die verantwortlichen Politikerinnen und Politiker während der Pandemie kein ausreichendes Vertrauen aufgebaut hatten. Bei der Impfung kommt es darauf an, dass das Vertrauen in den Staat und seine Institutionen besonders hoch ist. Bei vielen Menschen war das nicht der Fall.
Kommen wir noch einmal zurück zu dieser aus meiner Sicht so entscheidenden Beratung am 10. August 2021. In dieser Runde wurde darum gerungen, wie man die Impfquote erhöhen könnte, um einen erneuten Lockdown im darauffolgenden Winter zu verhindern. Irgendwann meldete sich der Arzt und Hamburger Bürgermeister Peter Tschentscher zu Wort. Er sagte: »Es ist zwar ein heißes Eisen, aber wenn ich den Lockdown nicht will, und keiner will ihn, dann habe ich doch nur Variante B. Dann müssen meine Maßnahmen für die Personen wirken, die nicht geimpft sind, denn das sind die, die die Pandemie tragen. Nützt doch nichts.« Er wollte es nicht »Lockdown für Ungeimpfte« nennen, sondern »Beschränkungen, die für Geimpfte nicht gelten«. Es bringe nichts, diesen Punkt »diplomatisch zu umschiffen«. Und die Kanzlerin sagte: »Absprachegemäß haben wir keine einheitliche Meinung. Wenn jetzt hier ein Wandel stattfindet und wir über weitere Einschränkungen für Nicht-Geimpfte reden, mit mir gerne.«[134]

D: Und ich dachte, in diesem Sommer sei überhaupt nicht mehr diskutiert worden.

M: Spahn hat in seinem Buch Bemerkenswertes eingeräumt, was diesen Sommer 2021 und die Beratung am 10. August angeht: »Obwohl wir es besser wussten, handelten wir zu spät.« Man hätte konsequent das damals bereits in Italien geltende 3G-Prinzip einführen müssen. Spahn schreibt:

»Die Kraft zu einer solchen frühzeitigen Konsequenz hätte es auch in Deutschland gebraucht.« Und weiter: »Doch der Sommer war einfach zu schön. Wie im Jahr zuvor. Und weil Wahlen anstanden, waren alle Parteien und ihre Kandidaten bemüht, den Menschen möglichst wenig zuzumuten. Deswegen wollte niemand über 3G- oder 2G-Regelungen diskutieren. Das sollte sich als schweres Versäumnis erweisen.«[135] Das ist mal ein Eingeständnis. Dieser Sommer 2021 war ein Tiefpunkt in der Pandemiebekämpfung – aus meiner Sicht auch für die Kanzlerin, die ja immer noch im Amt war und öffentlich in diesen Fragen auffallend still blieb. Ihr Amtseid aber hieß – und das bis zum letzten Tag als Regierungschefin –, Schaden vom deutschen Volk abzuwenden.

D: Ich kann mich an diese Zeit erinnern, und vage auch an Aussagen von Frau Merkel gegenüber ihrem Beraterkreis. Sie wirkte auf mich so, dass sie in dieser Phase einfach nichts mehr machen konnte, weil das Ende ihrer Amtszeit feststand. Die Lage im Herbst 2021 war brenzlig. Nicht nur medizinisch, auch gesellschaftlich ging es ans Limit. Das war die Zeit, in der die Impfgegner-Demonstrationen begannen, es kam sogar zu Gewaltszenen. Im Herbst 2021 wurden in Deutschland noch einmal Patientinnen und Patienten in andere Bundesländer verlegt, weil die Krankenhäuser in Bayern, Thüringen und Sachsen keine freien Intensivbetten mehr hatten.[136]

M: Nach der Bundestagswahl wurden dann genau solche Einschränkungen beschlossen, die 2G-plus-Regel.[137] Aber die Zahlen stiegen immer weiter, und es begann noch eine viel weiter reichende Diskussion: Es ging um eine allgemeine Impfpflicht. Für mich das unwürdige Finale der deutschen

Coronapolitik, denn die Politik hatte eine solche Maßnahme zuvor kategorisch ausgeschlossen.

D: Dazu habe ich mich in der Öffentlichkeit zurückgehalten. Darüber bin ich froh, denn ich hätte nicht auch noch in dieser Frage zur Zielscheibe werden wollen. Wobei viele da gar keinen Unterschied machten. Es kam vor, dass mich verschwörungsgläubige Menschen für den Erfinder der Impfung hielten.

Die fatale Impfpflicht-Debatte

M: Die Diskussion um die Impfpflicht ist für mich eine der erstaunlichsten Episoden in dieser Pandemie. Erst wollte niemand in der Regierung auch nur darüber nachdenken, angeführt von der Kanzlerin, dem Kanzleramtsminister Helge Braun und dem Gesundheitsminister Spahn. Dabei hatte Spahn im November 2019 mit dem Masernschutzgesetz zum ersten Mal seit 1874, als die Pflicht zur Pockenimpfung verabschiedet wurde, eine solche Maßnahme durchgesetzt.[138] Er sagte im Bundestag: »Wenn ich die Debatte zum Freiheitsbegriff, auch die gesellschaftliche Debatte dazu höre, muss ich sagen: Ja, es geht um die Freiheit des Einzelnen, aber es geht eben auch um die Verantwortung des Einzelnen.«[139]

D: Auch die Masern könnte man durch eine flächendeckende Impfung ausrotten, so wie schon zuvor die Pocken. Bei Covid-19 wussten wir damals längst, dass das nicht gelingen kann. Es ging nur um den Schutz vor schwerer Krankheit und zumindest vorübergehend auch vor Übertragung, um dann die Kontrollmaßnahmen zurücknehmen zu können.

M: Ja, das ist auch immer ein gutes Argument in der Bundesregierung gewesen. Bei SARS-CoV-2 geht es eben nicht um die Ausrottung, deshalb mache eine Impfpflicht keinen Sinn. Es gibt noch viele weitere gute Argumente gegen Impfpflichten. Etwa, dass Überzeugung und nicht Zwang in der Gesundheit immer das Mittel der Wahl sein sollte – und dass sich Impfkampagnen, die auf Freiwilligkeit setzen, historisch als erfolgreicher erwiesen haben. Oder dass Impfpflichten immer das Potenzial für härteste gesellschaftliche Auseinandersetzungen und Polarisierungen in sich bergen. Da reicht schon ein Blick ins Geschichtsbuch.
Aber richtig war eben auch dies: Niemand in der Politik hatte bis zu diesem Zeitpunkt eine solche Pandemie erlebt, und die Skepsis gegen das Impfen war in den vergangenen Jahren größer geworden. Es ging also darum, ob man bereits zu Beginn einer Pandemie erklären müsste, was man tun oder nicht tun würde, um sie zu beenden. Die Bundesregierung tat dies bereits im Frühjahr 2020 – übrigens aus Sorge vor den zunehmenden Anti-Corona-Protesten, bei denen eine angeblich geplante Zwangsimpfung eine immer größere Rolle spielte. Im Kanzleramt befürchtete man eine regelrechte »Corona-Pegida«, und Laschet warnte davor, dass die Pandemie »zu einer ganz anderen Polarisierung als in der Flüchtlingskrise« führen könne.[140] So war die Lage. Und doch: Es gab interessante abweichende Stimmen in dieser Debatte.

D: Das wusste ich nicht.

M: Und diese Debatte über eine mögliche Impfpflicht begann auch schon sehr früh. Am 22. April 2020 meldete sich eine bis dahin wenig bekannte Firma aus Mainz zu Wort, die heute jeder kennt: BioNTech. Gemeinsam mit dem US-Pharmakonzern Pfizer habe man die Genehmigung erhalten, den Wirkstoff BNT162 in einer klinischen Studie an Freiwilligen zu testen, und zwar an zweihundert gesunden Menschen zwischen 18 und 55 Jahren in Deutschland. »Projekt Lichtgeschwindigkeit«, wie die Firma die Operation nannte, ging an den Start. Auf einmal schien die Impffrage doch dringend zu sein.[141] Am selben Tag war Robert Habeck mit dem *Spiegel* zu einem Video-Interview verabredet. Habeck saß vor seinem Computer zu Hause in Flensburg, er hatte die Meldung über BioNTech gelesen. Eine Frage lautete, was er von einer Impfpflicht halte, und er antwortete: »Wenn alle Menschen sich freiwillig impfen ließen, wäre das natürlich immer besser. Doch sollte das unter den Erwartungen bleiben, müsste man eine Impfpflicht an dieser Stelle durchsetzen.«[142] Am Tag darauf besuchte der bayerische Ministerpräsident Markus Söder seinen grünen Kollegen Winfried Kretschmann, um über einen Schulterschluss bei der Corona-Bekämpfung zu sprechen. Am Ende des Treffens in Ulm sagte Söder den Journalisten: »Für eine Impfpflicht wäre ich sehr offen.« Nur Tage später ging die Frage bei einem Zeitungsinterview an die damalige baden-württembergische Kultusministerin Susanne Eisenmann. Sie antwortete: »Für den Fall, dass ein verträglicher und wirksamer Impfstoff in ausreichender Menge zur Verfügung steht, würde ich eine generelle Impfpflicht gegen das Coronavirus befürworten.«[143]

D: Das habe ich damals nicht registriert. Und wie waren die Reaktionen?

M: Die öffentliche Wahrnehmung war zurückhaltend. Intern fielen die Reaktionen heftiger aus: Eisenmann, Habeck, Söder, sie alle bekamen Widerstand aus den eigenen Parteien. »Ich war überrascht, welche Debatten das ausgelöst hat«, sagt Söder bis heute. Die Kanzlerin selbst ließ ihn wissen, dass sie von dieser Diskussion gar nichts halte. Söder knickte ein, kurz darauf lautete seine Position: »Es wird aus meiner Sicht keine Impfpflicht geben«, die ganze Debatte sei unnötig: »Wir haben ja noch nicht mal einen Impfstoff.« Im grünen Milieu waren viele für harte Corona-Maßnahmen, aber gerade hier gab es auch viele Impfskeptiker. Habeck spürte den Widerstand. Viele in der Partei fanden die Debatte schädlich. So wich er bei Nachfragen künftig aus.[144]

D: Und Jens Spahn versprach sogar im Bundestag, dass es zu keiner Impfpflicht kommen würde.[145]

M: Ja, es war ein Versprechen. Deshalb richtete es nach meiner Überzeugung auch so großen gesellschaftlichen Schaden an, als dann ab Herbst 2021 Pläne für eine generelle Impfpflicht vorangetrieben wurden – befürwortet auch vom neuen Bundeskanzler Olaf Scholz und nach Angaben der Bundesregierung auch von allen 16 Bundesländern. Das war ein Wortbruch. Der Schaden ist bis heute enorm.[146]

D: Das habe ich damals gar nicht so auf dem Schirm gehabt. Aber es stimmt schon, die Leute, die ich heute als »radikalisiert« wahrnehme, kommen immer mit dem Argument der Impfpflicht.

M: Das reicht von jenen, die es als Beleg dafür nehmen, dass man dem Staat nicht trauen kann, bis zu solchen, die sich darüber bis hin zur Gewalt radikalisierten. In der Gruppe der wegen Hochverrats verhafteten Reichsbürger um Heinrich XIII. Prinz Reuß gab es Pläne, eine neue deutsche Polizei zu gründen – in der nur Ungeimpfte Dienst tun sollten. Bei allem kursierenden Irrsinn, lassen Sie uns doch auch einmal über berechtigte Kritik in diesem Bereich sprechen. Dazu gehört für mich, dass zwischendurch der Eindruck erweckt wurde – sogar vom späteren Gesundheitsminister Karl Lauterbach –, eine Impfung sei »nebenwirkungsfrei«. Dabei gibt es so etwas wie nebenwirkungsfreie Medikamente oder Impfstoffe nicht.[147]

D: Ich erinnere mich an seinen Tweet. Aber das hat er doch in dem ihm eigenen rheinischen Ton gemeint, »praktisch nebenwirkungsfrei«.

M: Rheinisch gibt es auf keinem Beipackzettel.

D: Also im Ernst: Jede Impfung hat Nebenwirkungen, das habe ich immer kommuniziert, und Herr Lauterbach wahrscheinlich auch. Im Podcast war Sandra Ciesek stärker für das Impfthema zuständig als ich. Als Leiterin einer Impfambulanz hat sie immer wieder differenziert erklärt, welche Unsicherheiten, Risiken und Nebenwirkungen im Zusammenhang mit den Impfungen bestanden.[148] Man muss eben wissen, dass diese Nebenwirkungen in einer Pandemie viel seltener auftreten als die Schäden durch ungeschützte Infektionen. Das gilt für die Gesamtgesellschaft, aber tragischerweise nützt das den Opfern schwerer Impfschäden nichts.

M: Gravierend ist, was der frühere Kanzleramtsminister Helge Braun in einem Gespräch mit dem *Spiegel* eingeräumt hat. Man habe die Wirksamkeit der Impfstoffe anfangs zu hoch eingeschätzt. Geimpfte trugen eben doch noch zur Übertragung bei, sie konnten sich infizieren und andere infizieren. Braun sagte: »Wir haben das Impfen als eine Lösung für den Ausstieg aus der Pandemie beworben und eine Erwartung geschürt, die wir am Ende nicht erfüllen konnten.«[149]

D: Seine Bewertung ist richtig, aber man sollte sie anders fokussieren. Im Sommer 2021 war klar, dass eine Wirkung auf die Übertragung nur vorübergehend bestand, sie war also nicht so gut, wie man anhand der frühen Impfstudien dachte. Aber sie hielt durchaus mehrere Monate an. Man konnte deshalb mit dem Plan arbeiten, dass man die Bevölkerung innerhalb kurzer Zeit impft und dann einige Monate eine verringerte Übertragung bekommt. Das hätte zum Beispiel für einen Winter ohne Lockdown helfen können. Dann kam aber die Delta-Variante, die erste Immunflucht-Variante,[150] und später noch Omikron, wo der Übertragungsschutz ganz wegfiel. Der fehlende Übertragungsschutz war keine wissenschaftliche Fehleinschätzung, sondern schlicht eine Volte des Virus, die man so früh nicht erwartet hatte. Glücklicherweise ging der Krankheitsschutz nicht verloren. Die neue Strategie musste also lauten: Bevölkerungsimmunität entsteht durch Infektionen auf der Grundlage einer vollständigen Impfung. Man kann nicht verhindern, dass die Leute sich infizieren, aber man kann weitgehend vermeiden, dass sie daran sterben. So könnte man dann ab 2022 in die endemische Phase eintreten, in der das Virus zirkuliert und man lernt, damit zu leben. Leider erheblich später als im Sommer 2020, als dieser Weg öffentlich vorgeschlagen wurde.

M: Danke für die Einordnung. Aber es bleibt doch dieser Punkt: Die verkürzte politische Kommunikation – Geimpfte tragen nicht mehr zum Pandemiegeschehen bei – war falsch.

D: Ja. Und glauben Sie mir, selbst bei der langen Redezeit, die man immer im Podcast hatte, kam es mir manchmal vor, als bekäme man die Botschaft nicht rüber. Das, was ich oben gerade gesagt habe, war ja eine Strategie, die man vor Augen hatte – aber wie wollte man das in griffige Worte fassen, wenn anderswo andere griffige Worte verwendet wurden? Wir haben im Podcast jedenfalls nicht versucht, die Komplexität zu reduzieren.

M: Der Schaden bleibt. Offene Kommunikation, auch der Unsicherheiten, ist staatliche Pflicht. Vor allem, wenn es um eine sensible Frage wie das Impfen geht.

D: Ganz klar. Aber aus meiner Warte muss ich sagen: Es war das Virus, das hier der Politik den Strich durch die Rechnung gemacht hat, keine falsche oder heimliche Strategie. Und es wurde ja noch vertrackter: Mit Delta brauchte man nun drei Impfungen für einen guten Schutz vor schwerer Erkrankung. Man musste also kurz nach dem Sommer die Impfstrategie Richtung Booster-Impfung ändern. Auch das musste man ja noch kommunizieren.

M: Schließlich scheiterte im April 2022 die Impfpflicht im Bundestag.[151] Russland hatte die Ukraine überfallen, es herrschte Krieg in Europa, eine große Sorge verdrängte die andere. »Corona geht, der Russe kommt«, nannte das mir gegenüber ein Mitglied der neuen Bundesregierung. Aber dass Corona ging, galt auch nur, weil sich mit der auf Delta folgenden Omikron-Variante eine weniger gefährliche Form des Virus durchgesetzt hatte. Andernfalls wäre es nach meiner Einschätzung zur Verabschiedung der Impfpflicht gekommen. Der Druck wäre einfach viel zu groß gewesen.

D: Das schätze ich auch. Virologisch müsste ich hier spitzfindig werden, aber das führt uns vielleicht im Moment zu weit vom Thema weg.

M: Sagen Sie es ruhig. Ist das Bild falsch, dass uns das Virus mit der Omikron-Variante letztlich einen Gefallen getan hat?

D: Omikron ist in geimpften Bevölkerungen deutlich abgeschwächt, aber hoch übertragbar. Bei uns sah man schon unter der Omikron-BA.1-Welle eine Abschwächung, aber erst die Frühjahrswelle 2022 durch BA.2 war dann so abgeschwächt, dass der Bevölkerung keine große Gefahr mehr drohte. Insofern haben Sie recht, zum Glück kam dann Omikron. Dieses Virus ist zwar nicht harmlos gewesen, wie man in Hongkong sah, wo bis dahin wenig geimpft wurde und Omikron dann nicht mehr kontrolliert werden konnte.[152] Omikron sah dort nicht weniger gefährlich aus als die früheren Varianten. Aber in zuvor gut geimpften Bevölkerungen war es tolerabel, obwohl es so hoch übertragbar war.

M: Moment, gerade über diesen Punkt kam es doch zum letzten großen politischen Corona-Streit – und zwar innerhalb der Ampel. Lauterbach wollte weiterhin Beschränkungsmaßnahmen, Justizminister Marco Buschmann und die FDP wollten ihr Ende.[153]

D: Der Hintergrund war eine einfache Überlegung. Wenn ein Virus dreimal weniger krank macht, aber dreimal mehr Menschen infiziert, hat man am Ende womöglich dasselbe Ergebnis wie vorher. Darum war es schwer zu sagen, ob man wirklich schon über den Berg war.

M: Beide Positionen konnte man also vertreten.

D: Ja. Es ging dann so aus, dass Omikron die Immunitätslücken schloss. Damit ermöglichte es den meisten Industrieländern den Ausweg aus der pandemischen Situation. Endlich.

M: Jeremy A. Greene, Direktor des Institute of the History of Medicine an der Johns Hopkins University in Baltimore, spricht davon, dass Pandemien auf zwei unterschiedliche Arten ihren Abschluss finden. Man müsse immer das medizinische und das soziale Ende unterscheiden. Das medizinische, so argumentiert er, würde durch fallende Todeszahlen und rückläufige Infektionen markiert. Das soziale aber trete ein, wenn die Menschen sich auf die neue Situation eingestellt haben, das von ihr ausgehende Risiko einkalkulieren und die Angst vor der Infektion und der folgenden Krankheit verloren haben. Selten, so sagt es Greene, fielen die beiden Zeitpunkte tatsächlich zusammen.[154] Wenn Menschen fragen: »Wann hört das auf?«, meinen sie eigentlich das soziale Ende. Eine interessante Theorie.

D: Das finde ich auch.

M: Wollen wir versuchen, die beiden Zeitpunkte für die deutsche Pandemie zu benennen?

D: Ein Punkt jedenfalls ist einfach: Das medizinische Ende in Deutschland war die Omikron-BA.2-Welle, also das Frühjahr 2022. Deshalb habe ich zu diesem Zeitpunkt auch meinen regelmäßigen Beitrag zum Podcast beendet und es auch genau so begründet: Die Krankheitslast ist so gering, dass die Bevölkerung diese Hilfestellung nicht mehr braucht …

M: Professor Drosten machte Schluss. Aus Sicht der WHO war die Pandemie noch nicht zu Ende.

D: Nicht Professor Drosten, sondern das ganze Podcast-Team hat die Entscheidung getroffen. Wir haben extra eine gemeinsame Folge dazu gemacht.[155] Außerdem richtete sich der Podcast an die deutsche Bevölkerung. Schon allein deswegen habe ich mich ganz am Anfang dagegen ausgesprochen, ihn übersetzen zu lassen, damit es da keine Missverständnisse gibt. Im Sommer 2022 habe ich mir dann noch einmal Sorgen gemacht, ob wir nicht vielleicht falschgelegen hatten. Damals gab es eine starke Sommerwelle mit Omikron BA.5. Eine Sommerwelle ist eigentlich noch typisch für die pandemische Phase, aber die Krankheitslast blieb niedrig.

M: Das soziale Ende finde ich sehr schwierig zu bestimmen. Das hängt von so vielen individuellen Faktoren ab – ob man sich schon während der Pandemie am Arbeitsplatz einem Risiko aussetzen musste oder wie sehr man unter den Einschränkungen litt und sie als unerträglich empfand. Wann entscheidet man sich in einer solchen Abwägung, ein weiteres gesundheitliches Risiko zu normalisieren? Vermutlich war das soziale Ende für sehr viele Menschen erreicht, als sie geimpft wurden. Die Angst war weg – oder zumindest geringer geworden. Man lernte, mit dieser jetzt auch schon nicht mehr so neuen Krankheit zu leben. Bald wird niemand mehr sagen: Ich habe Corona. Es wird heißen, ich bin erkältet oder mich hat die Grippe richtig erwischt.

D: Angst und Eigenverantwortung sind sicherlich individuell ausschlaggebend. Aber das Hauptmerkmal der Pandemiekontrolle ist Solidarität, die man eben nicht gegen die Eigenverantwortung aufwiegen kann. Die Impfung war hier nicht allein ausschlaggebend. Wichtig für mich war der Zeitpunkt, an dem man sagen konnte, dass es jetzt diese Solidarität mit den Schwachen nicht mehr braucht. Dazu musste man einfach ein paar Dinge sicher wissen: dass die Impfung auch weiterhin gut schützt, dass auch die Immunisierung der Kinder abgeschlossen ist ...

M: Man sollte natürlich daran erinnern, dass es wirklich Impfgeschädigte gab. Jeder einzelne Fall muss sorgfältig geprüft und aufgeklärt werden. Und dann gibt es Hunderttausende von Menschen, für die diese Pandemie ja nicht vorbei ist. Sie können keine Treppen steigen, sie können nicht arbeiten, sie leiden unter Erschöpfungszuständen und chronischen Schmerzen. Viele von ihnen suchen Rat und Behandlung auch bei Ihnen in der Charité, wo es eine Ambulanz für Long-Covid-Erkrankte gibt.

D: Nicht nur hier, auch andere Unikliniken sind da sehr gut. Das Long-Covid-Thema ist komplex, die Krankheit ist ernst und real. Wahrscheinlich gibt es dieses Phänomen nach jeder Pandemie, auch mit anderen Viren, vielleicht nur geringfügig anders ausgeprägt.

M: Aber so, wie kein heute Lebender die Auswirkungen einer Pandemie erfahren hatte, hat auch niemand die Spätfolgen einer Pandemie erlebt oder erleiden müssen.

D: Es ist schon so etwas für die Spanische Grippe dokumentiert.[156] Wenn so ein Virus auf eine immunologisch naive Erwachsenenbevölkerung trifft, dann entstehen Krankheitssymptome, die man nach einer Generation kaum mehr sieht, denn dann hat sich jeder Erwachsene schon seit der Kindheit mit dem Virus auseinandergesetzt.

M: Es dauert eine Generation, bis die medizinischen Spätfolgen bewältigt sind?

D: Im Maximalfall muss man das befürchten. Ich hoffe aber, dass die Zahl neuer Long-Covid-Fälle in den nächsten Jahren stark sinkt. Aber es ist noch vieles unklar. Long Covid gibt es wohl auch in Afrika sehr häufig, wo Covid selbst viel weniger schwer auftrat.[157] Auch das ist wissenschaftlich noch nicht gut erfasst und wird uns noch beschäftigen.

M: Jetzt haben wir viel über die Politik gesprochen. Kommen wir zu den Feldern, die wir besonders gut kennen und in denen wir Verantwortung tragen – die Medien und die Wissenschaft. Ich hätte da einige Fragen, die die Wissenschaft betreffen.

D: Und ich habe viele Fragen, die die Medien betreffen.

M: Es gibt außerdem eine Frage, die viele bis heute umtreibt: Woher stammt dieses Virus eigentlich? Womit wollen wir anfangen?

D: Mit der Wissenschaft.

2

Die Pandemie und die Wissenschaft

»Niemand hat hier das letzte Wort« –
Drei Virologen, vier Meinungen

M: Wenn ich Ihnen zuhöre, entsteht der Eindruck, dass in dieser Pandemie weite Teile der Politik der Wissenschaft einfach nicht zugehört haben.

D: Es gab tatsächlich in Teilen der Politik beträchtliche Zweifel gegenüber der Wissenschaft. Ich habe etwas Zeit gebraucht, um das überhaupt zu kapieren.

M: Es gibt dieses Selbstbild der Wissenschaft, dass es nur um die Sache geht, nicht um Positionen, nicht um Eitelkeit und auch nicht darum, in der Öffentlichkeit aufzutreten. Aber dieses Idealbild hängt von den Beteiligten ab. In der Politik – und auch in weiten Teilen der Öffentlichkeit – ist in dieser Pandemie ein ganz anderer Eindruck entstanden: dass es *die* Wissenschaft gar nicht gibt, sondern sehr viele unterschiedliche Stimmen und Positionen, mit allen Widersprüchen und Unzulänglichkeiten.

D: Ja, leider gab es diese allzu menschlichen Beweggründe. Aber was das betrifft, sprechen wir hier eigentlich gar nicht von der Wissenschaft, sondern von öffentlicher Expertise. Sie wird neuerdings immer mit der Wissenschaft verwechselt, aber Expertise ist etwas ganz anderes. Öffentlich sieht man nicht »die Wissenschaft«, sondern Personen, die den Medien zur Verfügung stehen. »Die Wissenschaft« mag es schon geben, aber sie wird keineswegs durch die Gesamtheit der Personen verkörpert, die während der Pandemie als öffentliche Experten auftraten. Was oft übersehen wird, sind die vielen Expertinnen und Experten, die sich nicht an Mediendebatten beteiligen. Das gilt nicht nur für die Pandemie, sondern für sämtliche wissenschaftlichen Bereiche. Die Leute, die im Fernsehen auftreten, mögen zwar Wortführer sein, sind aber nicht unbedingt die wissenschaftliche Spitze ihres Fachgebiets. Das mag auch für mich gelten. Das Fehlen von wirklich maßgeblichen Leuten verzerrt das öffentliche Bild der Wissenschaft, was ich schlimm finde. Stellen Sie sich vor, in anderen Bereichen wie Sport oder Wirtschaft würden die öffentlichen Repräsentanten vor allem von den Medien ausgewählt, unabhängig von ihrer fachlichen Bedeutung oder ihren Verdiensten. Das würde doch zu einer Situation führen, in der jegliches Vertrauen schwindet.

M: Dann lassen Sie uns doch darüber sprechen, welchen Anteil an der von Ihnen hier beklagten Entwicklung die Wissenschaftlerinnen und Wissenschaftler selbst haben. In der Pandemie ist mir sehr oft – auch vonseiten der Politik – der Satz von den drei Virologen mit den vier Meinungen begegnet.

D: Ich erinnere mich an einen Spruch von Armin Laschet in einer Talkshow: »Wenn Virologen alle paar Tage ihre Meinung ändern, müssen wir in der Politik dagegenhalten.« Ein solches Wissenschaftsverständnis wünscht man sich nicht.[1]

M: Ich halte es für einen Fehler, dass kein zentrales Beratungsgremium der Wissenschaft entstanden ist. Zwar gab es das Robert Koch-Institut als oberste Gesundheitsbehörde, aber die Kanzlerin berief zusätzlich ihr eigenes vertrauliches Beratungsgremium, dem Sie von Anfang an angehörten. Dieser Ansatz von Angela Merkel wurde dann in praktisch allen Bundesländern mehr oder weniger nachgeahmt: Die Ministerpräsidentinnen und Ministerpräsidenten schafften sich ihre eigenen Beratungsgremien. Von der Wissenschaft kann man in einer solchen Situation nicht erwarten, dass sie sofort alles weiß. Aber Wissenschaftlerinnen und Wissenschaftler hätten sich zusammensetzen müssen, um zu sagen: Das wissen wir. Das wissen wir noch nicht. Und hier sind wir uns uneinig. Im Verlauf der Pandemie wurde die Notwendigkeit eines solchen Prozesses immer deutlicher, aber dennoch wurde nichts unternommen. Hier ist doch etwas Gravierendes schiefgelaufen.

D: Ein großes Thema, auf jeden Fall. Doch die Frage ist zunächst, ob die Wissenschaft eine Politikberatung organisiert oder ob die Politik sich die Beratung einholt. Wahrgenommen wurde in der Pandemie vor allem Letzteres. Das ist zwar nicht falsch, aber es bedeutet etwas anderes. Eine tagesaktuelle Beratung aus der Wissenschaft heraus war eher selten. Immerhin hat sich die Leopoldina als nationale Wissenschaftsakademie geäußert, und das wiederholt. Doch viele fühlten sich nicht ausreichend einbezogen. Die Stellungnahmen sollten aktuell sein, da war es nicht möglich, alle Vertreter der Wissenschaft zu einem Diskussionsprozess einzuladen. Eine Akademie setzt sich aus Mitgliedern zusammen, die sich in ihren jeweiligen Fächern verdient gemacht haben. Doch die Wissenschaft ist frei, und niemand hat hier das letzte Wort, auch die Leopoldina nicht.

M: Es hätte schon geholfen, wenn aus der Wissenschaft heraus sehr viel klarer geworden wäre, was die Mehrheits- und was die Minderheitsmeinung ist. Das wäre in einer unsicheren Lage wie einer Pandemie immerhin mal ein Anfang gewesen.

D: Da stimme ich Ihnen unbedingt zu, das hätte man stärker in der Öffentlichkeit vertreten müssen. Aber man hat anfangs die Notwendigkeit nicht gesehen, es gab nicht die wissenschaftliche Mehrheit, die sagte: »Schließen!«, und die Minderheit, die sagte: »Aufmachen!« So funktioniert das nicht. Tatsächlich gab es je nach Spezialisierung unterschiedliche Blickwinkel auf die Pandemie. Nehmen Sie die Leopoldina. Allein bis Ende 2020 wurden dort sieben ausführliche Stellungnahmen herausgegeben.[2] Die ersten beiden wurden von einem epidemiologisch-medizinischen Standpunkt dominiert. Es wurde klar empfohlen, die Infektionskontrolle zu priorisieren und die Pandemie nicht einfach laufen zu lassen. In dieser Frage gab es auch keine Minderheitsmeinung. Die dritte Stellungnahme im April 2020 richtete ihr Augenmerk bereits auf die psychosozialen Auswirkungen der Pandemie und enthielt konkrete Empfehlungen zur Priorisierung von Schulen und Bildung, zur Unterstützung von Familien und zur Förderung von Eigenverantwortung. Auch in späteren Stellungnahmen ging es immer wieder um diese Themen. Im Sommer 2020 kam eine weitere Stellungnahme, die sich ausschließlich auf den Schul- und Bildungsbereich konzentrierte. Die meisten dieser Stellungnahmen wurden maßgeblich von Vertreterinnen und Vertretern der

Gesellschaftswissenschaften mitverfasst. Daher kann man nicht behaupten, dass diese Fächer nicht zu Wort kamen.

M: Aber wir sind uns schon einig, dass diese Einigkeit nicht ausreichend wahrgenommen wurde.

D: Das stimmt, und außerdem wurde das wissenschaftliche Handeln mit Politik verwechselt. Echte Konflikte zwischen wissenschaftlichen Lagern habe ich nicht erlebt. Es ist nicht so, dass die Soziologen in der Leopoldina forderten, die Infektionen doch besser laufen zu lassen, damit die Familien und die Bildung nicht so leiden, und die Infektionsforscher dann dagegenhielten. Jede Seite sah, dass ihre Empfehlungen auf Zielkonflikte hinauslaufen konnten. Aber die notwendigen Kompromisse musste die Politik finden. Verantwortungsvolle Wissenschaftlerinnen und Wissenschaftler geben eben nicht die politischen Prioritäten vor. Sie erklären nur die Grundlagen und können auf Zusammenhänge hinweisen, die für die Politik wichtig sind.[3] Zum Beispiel wurde damals aus der Wissenschaft darauf hingewiesen, dass auch die Wirtschaft von Infektionskontrolle profitiert – dass es also nicht darum geht, Wirtschaftsforscher gegen Infektionsforscher auszuspielen.[4] Aber selbst eine solche Vorlage muss von der Politik nicht aufgegriffen werden. Es ist nicht Aufgabe der Wissenschaft, auf einem bestimmten politischen Handeln zu bestehen. Natürlich gab es auch wissenschaftliche Einschätzungen, die in der Politik zu echten Zielkonflikten führten. Die Leopoldina hat darauf schon frühzeitig hingewiesen und die Rolle der Wissenschaft in diesem Zusammenhang noch einmal betont.[5]

Häufig erhofft sich die Politik von einer wissenschaftlichen Beratung tatsächlich Anleitungen, wie Zielkonflikte gelöst werden können, oder sogar Rechtfertigungen für bestimmte

Entscheidungen. Während der Pandemie hat sich die Wissenschaft tatsächlich manchmal dazu durchgerungen, Position zu beziehen. Das war ungewohnt, aber es geschah. Sogar die Leopoldina wurde einmal sehr konkret, was ihr sogleich Kritik eingebracht hat. Auch in meinem Fachgebiet, der Virologie, wurde eine eindeutige virologische Position zu ganz konkreten politischen Fragen formuliert.[6] Aber dann hieß es eben, es würden ja »nur Virologen zu Wort kommen«, oft von Politikern, die sich unsere Einschätzungen anders gewünscht hätten. Was soll man tun? Seriöse Wissenschaftlerrinnen und Wissenschaftler vermeiden es nun mal, sich in der Öffentlichkeit politisch zu positionieren. So hat dann kurzerhand die Politik eine strukturierte Beratung geschaffen, den Corona-Expertenrat.

M: »Kurzerhand« würde ich nicht sagen, hier ist eher das Gegenteil zutreffend. Die Entscheidung für den Corona-Expertenrat wurde erst im Herbst 2021 unter Bundeskanzler Olaf Scholz getroffen.

D: Das war in der Tat sehr spät, da lagen die ganz schmerzhaften politischen Entscheidungen schon hinter uns.

M: In Großbritannien gibt es bereits seit 2009 die SAGE – die *Scientific Advisory Group for Emergencies*.[7] Das ist eine bestellte Politikberatung, aber die Strukturen sind zumindest nachvollziehbar. Man kann dort je nach Thema unterschiedliche Experten einberufen. Vor allem gibt es ein eingeübtes Verfahren: Diskussion, Moderation und eine schriftliche Fassung der Ergebnisse.

D: Ja, genau. In der Pandemie geschah dann etwas Interessantes: Es gründete sich zusätzlich noch die sogenannte

»Independent SAGE«, rein aus der Wissenschaft heraus.[8] Zwei Gremien schauten sich also den Verlauf der Pandemie an und kamen weitgehend zu den gleichen Schlüssen und Empfehlungen. Kein Professorenstreit, sondern regelmäßige, dokumentierte Einschätzungen, auch für die Öffentlichkeit. Das schuf Verbindlichkeit, und man konnte nachlesen, wie weit der Konsens reichte und wo es unsicher wurde. Es war dann einfacher, den Unterschied zu sehen zwischen dem, was die Wissenschaft sagte, und dem, was die Politik daraus machte. So etwas hätten wir auch gut gebrauchen können.

M: In Großbritannien war das noch einmal ein besonderes Kapitel. Selbst Premierminister Boris Johnson ging auf eine Party, die laut den geltenden Kontaktbeschränkungen gar nicht stattfinden durfte.[9]
In Deutschland gab es auch noch eine vertrauliche Beratungsrunde der Kanzlerin, in der Sie Mitglied waren. Seit wann eigentlich?

D: Seit Mai 2020. Das war keine formelle Beratung, sondern ein Gedankenaustausch – so wurde es bezeichnet. Angela Merkel betrachtete die bestehenden Institutionen wie das RKI und die Leopoldina als zuständig für die Politikberatung. Die Runde, an der ich teilnahm, war also nur zusätzlich gedacht, sozusagen als Reflexionsraum. So war auch die Atmosphäre dort. Die Kanzlerin wollte immer alles selbst verstehen, das war einfach ihr Stil. Sie war immer anwesend und stellte aktiv Fragen.

M: Aus diesen Gesprächen drang nichts nach draußen, ein ordentliches Protokoll wurde nicht geführt. Das Kanzleramt hat alles dafür getan, dass nicht einmal bekannt wurde, wer diesem Kreis angehörte. Bei entsprechenden Nachfragen wurde gemauert. Das fand ich problematisch. Denn so etwas ist staatliches Handeln und keine Privatsache. Wir hatten es mit einer enormen wissenschaftlichen, politischen und gesellschaftlichen Herausforderung zu tun – und die Stimme dieses Expertengremiums war lange gar nicht oder zumindest nur leise zu hören.

D: Wir waren der Ansicht, dass es nicht angemessen war, öffentlich im Namen dieser Runde Stellung zu beziehen. Einige Mitglieder haben das aber unabhängig von der Runde getan, ich ja auch.

M: Ich bleibe bei meiner Kritik an der Intransparenz dieser Beratungsrunde. Auch im Gesundheitsministerium wurden Zweifel laut, warum ein solches Gremium überhaupt erforderlich sei. Zumal Gesundheitsminister Spahn bereits eine Runde von Expertinnen und Experten hatte, mit der er sich regelmäßig beriet.[10] Da waren Sie ja auch gelegentlich zu Gast, ebenso wie Hendrik Streeck. Für mich bleibt die Tatsache bestehen, dass dies alles das genaue Gegenteil einer nachvollziehbaren und geordneten wissenschaftlichen Beratung war.
In Deutschland gibt es die medizinischen Fachgesellschaften, darunter auch eine für Virologie.[11] Welche Rolle spielte sie?

D: Ihre Stellungnahmen und Einschätzungen waren fast durchgehend richtig, auch im Nachhinein betrachtet. Und sie wurden einhellig unterstützt. Nur ganz am Anfang fehlten eben Informationen, auch von anderen Fachgesellschaften. Nachdem die erste Welle der Pandemie im Frühjahr 2020 vorüber war, häuften sich die Stellungnahmen und Papiere, einige davon recht vorsichtig und allgemein gehalten, andere forsch und mit fragwürdiger Grundlage. Aber fast alles war nicht miteinander abgestimmt, es herrschte kein Konsens darüber, wie die Situation nun einzuschätzen war. Sie müssen sich klarmachen: Solche Stellungnahmen einer Fachgesellschaft werden manchmal nur von wenigen Leuten verfasst, und sie sind keineswegs interdisziplinär. Welche davon sollen Politiker dann auswählen? Ich denke, dass aus diesem Grund letztendlich Einzelmeinungen, einschließlich meiner eigenen, eine immer wichtigere Rolle spielten. Das war nicht ideal, und natürlich besteht die Gefahr, dass man falsch wiedergegeben wird. Ich kann Ihnen nur sagen: Eine besonders exponierte Rolle habe ich mir nie gewünscht oder ausgesucht. Zu dieser Zeit waren Podcasts noch keine weitverbreiteten Formate, und ich trat im Fernsehen eher selten auf. Aber im Podcast habe ich immer meine Einschätzungen begründet und gesagt, an welchen Stellen ich unsicher bin oder mich nicht auskenne.

M: Ich frage mich, ob Sie mal überlegt haben, die Runde bei der Kanzlerin zu verlassen?

D: Sie meinen, um in der Öffentlichkeit nicht so sehr wie eine Einzelstimme zu wirken, die der Politik nahesteht? Darauf wäre ich damals nicht gekommen, denn genau das war ich in dieser Gruppe nicht. Ich hatte dort kein größeres Gewicht und keine längere Redezeit als die anderen. Und ich fühlte mich in dieser Runde gut aufgehoben. Man konnte sicher sein, dass man verstanden und nicht in der Öffentlichkeit fehlerhaft zitiert wurde. Ich verstehe Ihren Punkt bezüglich der Transparenz, aber ich habe das für mich immer so gehandhabt, dass ich dort dieselben Dinge wie im Podcast gesagt habe.

M: Armin Laschet setzte in Nordrhein-Westfalen früh einen Expertenrat ein. Ihm gehörten Teilnehmerinnen und Teilnehmer aus verschiedenen Disziplinen an, aus der Medizin ebenso wie aus der Wirtschaft oder der Rechtswissenschaft.[12] Dieser Expertenrat legte schriftliche Stellungnahmen vor. Grundsätzlich war das aus meiner Sicht ein guter Schritt.

D: Unbedingt. Jedenfalls, wenn auch die anderen Bundesländer ihre interdisziplinäre Beratung verschriftlicht hätten. Es wäre interessant gewesen, mehrere Papiere zu haben und die dann miteinander zu vergleichen. Ich habe mich mit der mündlichen Beratung immer relativ unwohl gefühlt. Die gab es in parlamentarischen Gruppen ebenso wie in Gremien zur Beratung von Bundes- oder Landesregierungen. Was nimmt jemand aus anderthalb Stunden Beratung mit? Oder vielleicht nur aus fünf Minuten? Da kann jeder Satz, jede Färbung hängen bleiben oder auch nicht. Aber selbst schriftliche Dokumente können voreingenommen sein, daher mein Wunsch nach Vielfalt.

Der Blick über den nationalen Tellerrand

M: Ja, jede wissenschaftliche Aussage, ob mündlich oder schriftlich, kann politisch instrumentalisiert werden. Ich fand, dass die deutsche Diskussion zu stark auf nationale Angelegenheiten gerichtet war, als ob eine Pandemie nicht ein weltweites Ereignis wäre. So ziemlich jede Virologin und jeder Virologe in Deutschland wurde gefragt, aber internationale Stimmen kamen kaum vor. In den Medien ebenso wenig wie in der politischen Beratung. Wo war etwa jemand wie der Covid-Koordinator der WHO, Michael Ryan, der vermutlich mehr von Pandemiebekämpfung versteht als die meisten anderen Menschen?[13] Und der auch einen Überblick über Erfolg und Misserfolg der Maßnahmen in anderen Ländern hatte. Warum wurde er nie zu den Schalten der Kanzlerin mit den Ministerpräsidentinnen und Ministerpräsidenten eingeladen? Warum gab es keine systematische Auswertung der von anderen Ländern getroffenen Entscheidungen?

D: Hinter den Kulissen wurde natürlich schon angeschaut, was in anderen Ländern lief. Das war eine amtliche Aufgabe des RKI. Und mit Mike Ryan zu reden, ist immer eine gute Idee.

M: Bei uns blieb es, wenn es um die Lage außerhalb Deutschlands ging, gern beim Anekdotischen: Die Kanzlerin lobte den neuseeländischen Weg »*Go Hard. Go Early*«.[14] Andere warben für den sogenannten schwedischen Kurs. Widersprüche und Schattierungen in diesen Strategien wurden kaum analysiert.

D: War das wirklich so? Ich habe gar nicht wahrgenommen, dass irgendein Politiker sich überhaupt mit einem Modell aus dem Ausland auseinandergesetzt oder identifiziert hat. Meiner Ansicht nach kann man auch gar nicht so einfach ein Modell übernehmen, die Bedingungen variieren ja sehr stark zwischen den einzelnen Ländern, abhängig von Faktoren wie Bevölkerungsgröße, Mobilität und sozialen, bildungsbezogenen und wirtschaftlichen Verhältnissen. Die Schweiz ist zum Beispiel mit scheinbar weniger stringenten Maßnahmen vergleichsweise gut gefahren. Aber was hätte das uns genutzt? Wir haben im Herbst 2020 in Deutschland gesehen, was passierte, wenn man, bevor die Impfung kam, auch nur etwas weniger strikt war. Alles kein Thema für einen Virologen übrigens, aber ich habe mich damit natürlich beschäftigt.

M: Ich habe hier den Untersuchungsbericht einer in Schweden eingesetzten Kommission zur Aufarbeitung der Pandemie. Dort wurde bereits sehr früh mit dieser so notwendigen Arbeit begonnen. Der finale Report stammt schon aus dem Februar 2022.[15]

D: Dann sprechen wir doch mal über Schweden, soweit ich das kann. Dort ist die Bevölkerungsdichte etwa ein Zehntel der deutschen. Homeoffice war hier schon vor der Pandemie vollkommen normal. 2020 und 2021 waren im Großraum Stockholm vierzig Prozent aller Erwerbstätigen im Homeoffice.[16] Hier wohnt fast ein Viertel der schwedischen Bevölkerung, während das Land flächenmäßig größer ist als Deutschland. Wahrscheinlich macht es einen Unterschied, dass Deutschland mehrere so stark bevölkerte Ballungsräume hat, zwischen denen ständig Pendelverkehr herrscht, außerdem eine umfangreiche produzierende Industrie, in der Homeoffice keine Möglichkeit ist. Die Grundvoraussetzungen für die Pandemiekontrolle scheinen mir in Schweden daher besser gewesen zu sein.

M: Der Vergleich mit der schwedischen Pandemiepolitik wird von vielen angeführt, die bis heute den deutschen Weg kritisieren – als Beleg dafür, dass es auch ganz anders gegangen wäre, ohne staatliche Anordnungen, indem man auf Überzeugung setzt. Die entscheidende Stimme in der schwedischen Pandemie war der Epidemiologe Anders Tegnell.[17] Er bestimmte weitgehend den Kurs, nicht die Regierung.

D: Ich habe Anders Tegnell lange vor der Pandemie kennengelernt. Wir hatten aber nur kurz Kontakt, und in der Pandemie gar nicht.

M: Ich habe auch nicht feststellen können, dass deutsche Regierungsstellen oder medizinische Fachgesellschaften mal versucht haben, mit ihm zu sprechen und sich seinen Kurs ausführlich erläutern zu lassen.

D: Anders Tegnell wird in der Public-Health-Szene sehr geschätzt, aber die schwedische Pandemiepolitik wird in derselben Szene durchaus kritisch gesehen. Gerade auch in den skandinavischen Ländern, die ähnlich strukturiert wie Schweden sind und deutlich weniger Covid-Sterblichkeit hatten. Ich kann nicht beurteilen, ob Anders Tegnell wirklich solch einen Durchgriff als Einzelperson hatte. Ganz klar konnte er aber in der Öffentlichkeit den Ton angeben, und man folgte ihm. Diese Einigkeit ist wichtig für eine Politik, die auf Freiwilligkeit setzt.
Aber man muss auch sagen: Vieles an der Geschichte wird falsch erzählt. Unser subjektiver Eindruck von Schweden stammt vom Anfang der ersten Welle, da waren die Maßnahmen dort viel liberaler, aber da war die Covid-Sterblichkeit auch fast fünfmal so hoch wie in Deutschland, fast zehnmal so hoch wie in Finnland und Norwegen.[18] Noch während der ersten Welle musste man Verschärfungen vornehmen, über die die Schweden-Fans natürlich nicht sprechen.[19] Im Herbst 2020 wurde nochmals verschärft, unter anderem wurden sogar die Oberschulen geschlossen.[20] Danach war der objektive Index der Maßnahmenstärke in Schweden exakt so hoch wie bei uns, das kann man im Stringency-Index nachschauen …

M: … das ist ein Schema, nach dem die Universität Oxford die Stärke der Pandemie-Kontrollmaßnahmen einstuft, um sie zwischen Ländern vergleichbar zu machen.[21]

D: Es geht da um Maßnahmen an Schulen und Arbeitsplätzen, Versammlungs- und Reisebeschränkungen, ÖPNV und öffentliche Informationskampagnen. Schweden lag in diesem Index im Herbst 2020 nicht unter unserem Niveau. So gesehen haben wir die schwedische Politik also durchaus mal ausprobiert. Damit bekamen wir eine tödliche Winterwelle, die nicht mehr toleriert werden konnte. Das Geschehen war offenbar bei uns schwerer zu kontrollieren. Zur Wahrheit gehört darüber hinaus, dass man zu der Zeit auch in Schweden eine hohe Sterblichkeit hatte, die anscheinend eher akzeptiert wurde.

M: Für mich ist interessant, wie differenziert das Bild dann doch ist. In der ersten Welle gab es in Schweden sehr viele Tote. Sogar der schwedische König Carl XVI. Gustaf meldete sich im Herbst 2020 zu Wort und erklärte: »Ich finde, wir haben versagt.«[22] Die schwedische Kommission hält jedoch abschließend den Weg der Freiwilligkeit für prinzipiell richtig. Zu ihren Schlussfolgerungen gehören aber auch diese Sätze: »Der Staat sollte die Freiheit seiner Bürger nicht mehr begrenzen als nötig. Mehr kann bei besonders kritischen Ereignissen nötig sein. Ein neues, unbekanntes und gefährliches Virus, gegen das niemand immun ist, ist so ein Ereignis.«[23] Der schwedische Weg der Aufklärung und Aufarbeitung ist jedenfalls die einzige Chance, wegzukommen von Schlagworten, Zuspitzungen und gefühlten Wahrheiten. Wahr scheint mir aber auch: Sehr viele unterschiedliche Erzählungen über die Pandemie lassen sich inzwischen mit Fakten untermauern, auch wenn sie allzu oft nur noch dem Narrativ folgen, das man für sich selbst entwickelt hat.

D: Ja, unbedingt. Und man muss gut aufpassen, worauf man schaut. Wir diskutieren hier, ob man mit oder ohne staatliche Kontrolle weniger Tote hatte. Da müssen wir aber die Zeit der Kontrollmaßnahmen auswerten und nicht die Zeit nach der abgeschlossenen Durchimpfung. Erinnern Sie sich an den Beginn unseres Gesprächs, als ich sagte, dass ich mir einen Eingriff des Staates, einen Lockdown, gar nicht vorstellen konnte? Ich hatte eigentlich eine ähnliche Vorstellung wie Anders Tegnell: Wir alle sitzen im selben Boot, es kommt ein Problem auf uns zu, aber gemeinsam werden wir es bewältigen. Und alle – oder jedenfalls die allermeisten – halten sich an die Maßnahmen. Das kann in einem Land mit hoher sozialer Kohäsion funktionieren – manche würden sagen, in Schweden hat es das. Aber vielleicht ist das auch nur ein Eindruck bei Betrachtung aus der Ferne.[24]

M: Die *New York Times* etwa hat Schweden alles in allem »eine bemerkenswert durchschnittliche Pandemie«[25] attestiert.

D: Aber uns geht es ja um Deutschland. Ich habe am Anfang auch gedacht, dass reine Aufklärung viel zur Kontrolle beitragen kann, aber ich glaube heute nicht mehr, dass das funktioniert. Das Einschreiten der Regierung war nach meiner Einschätzung nötig und hat hohe Todeszahlen verhindert, die womöglich sogar diejenigen in Schweden übertroffen hätten angesichts der unterschiedlichen Grundbedingungen. Die anfängliche schwedische Strategie, eine Herdenimmunität über natürliche Infektionen erreichen zu wollen, war einfach eine Fehleinschätzung, das hat man ja auch relativ bald korrigiert. Und schauen Sie sich mal Großbritannien an, wo die Maßnahmen zur ersten Welle nur zwei bis drei Wochen später kamen als bei uns, dann aber sogar härter ausfielen: Die Todesfälle nach der ersten Welle lagen, gemessen an der Bevölkerung, fast doppelt so hoch wie in Schweden.[26] Sagt uns das jetzt, dass eine liberalere Pandemiepolitik in Großbritannien die Todesfälle halbiert hätte? Ich glaube nicht. Die strukturellen und gesellschaftlichen Bedingungen in Schweden waren wohl günstiger, und ein Land wie Großbritannien konnte sich eine schwedische Pandemiepolitik einfach nicht leisten. Ich sehe Deutschland strukturell eher in der Nähe von Großbritannien, schon wegen der Größe und Dichte der Bevölkerung.

M: Eine Gesundheitspolitik, die auf Überzeugung statt auf Zwang setzen kann, ist immer überlegen. Wir haben das schmerzlich bei der Debatte um die Impfpflicht erlebt. In Dänemark etwa waren alle Parteien gegen eine solche gesetzliche Anordnung.[27] Aber die Impfquoten waren auch hoch genug – das perfekte Ergebnis. Im Podcast haben Sie am liebsten über Großbritannien gesprochen. Warum eigentlich?

D: Wie gesagt, vor allem wegen der Bevölkerungsdichte und anderen Ähnlichkeiten. Ich habe immer versucht, Deutschland mit großen europäischen Industrieländern zu vergleichen, Italien, Frankreich, Spanien und eben Großbritannien. Die britische Datenwissenschaft war so gut, dass ganz Europa davon profitierte. In manchen Phasen hätten wir in Deutschland ohne deren Daten einen glatten Blindflug hingelegt. Bei allem Respekt vor der wirklich guten Datenarbeit des Robert Koch-Instituts, es hatte einfach keinen vergleichbaren Zugang. Ich sagte ja schon: Man sollte sich in aller Form bei den Briten bedanken. Das wäre ein sinnvolles Zeichen einer politischen Pandemie-Nachbearbeitung.

M: Bei allem Lob für Großbritannien – die guten Daten haben nichts daran geändert, dass es dort in weiten Teilen zu einer hoch umstrittenen und viel kritisierten Coronapolitik kam.

D: Die Umsetzung liegt nun mal in der Verantwortung der Politik.

M: Großbritannien ist eines jener Länder, die sich einer rigorosen Aufarbeitung stellen – die aber vermutlich erst im Jahr 2026 beendet sein wird.[28] Die eigens dafür gegründete Kommission erstritt vor dem High Court sogar die Herausgabe der SMS- und WhatsApp-Nachrichten der damals höchsten Entscheidungsträger, etwa des früheren Premierministers Boris Johnson und seines Nachfolgers Rishi Sunak. Auch wenn die dann behaupteten, dass Meldungen entweder gelöscht oder nach einem Wechsel des Telefons nicht mehr vollständig vorhanden seien.[29] Und doch: Der Schritt der Kommission war das denkbar konsequenteste Vorgehen, um Transparenz herzustellen. In Großbritannien gibt es eine weitere Besonderheit ...

D: Ja, dort gab es viel mehr Todesfälle, und darauf liegt ein wichtiger Fokus der Kommission. Die Angehörigen der an dem Virus Verstorbenen kommen zu Wort ...

M: ... und stellen eine Frage, die zwingend zu jeder Aufarbeitung der Pandemie gehört: Wer ist eigentlich gestorben, der nicht hätte sterben müssen, weil politische Entscheidungen eben nicht oder zu spät getroffen wurden? Das ganze

Bild entsteht nur, wenn auch dieser Aspekt mit in den Blick genommen wird.[30]

D: Machen wir doch mal ein Gedankenexperiment. Stellen wir uns vor, die Ministerpräsidentenkonferenz hätte sich im März 2020 vertagt, und es wären vorerst keine Maßnahmen in Deutschland ergriffen worden. Drei Wochen später wären unsere Intensivstationen überlastet gewesen, und die Zahl der Todesfälle wäre drastisch gestiegen. Wie würden wir heute darüber diskutieren? Auf jeden Fall scheint die Diskussion in Großbritannien stärker darauf ausgerichtet zu sein, ob der Staat die Bevölkerung ausreichend geschützt hat und wie viele Menschen unnötig gestorben sind, anstatt bestimmte Maßnahmen zu überprüfen, deren Nutzen im Nachhinein hinterfragt wird.

M: Eigentlich hatte Deutschland einen fertig ausformulierten Plan zur »Bewältigung einer großflächigen und national bedeutsamen biologischen Gefahren- und Schadenslage« in der Schublade. Dieser befasst sich mit zwei verschiedenen Szenarien: einem Angriff mit Biowaffen oder einer Pandemie. Für beide Fälle wird festgelegt, ein Bund-Länder-Gremium – die »Interministerielle Koordinierungsgruppe« – einzuberufen. Dieses Gremium ist dann dafür verantwortlich, eine umfassende wissenschaftliche Beratung zu organisieren.[31] Als ich diesen Plan während der Recherchen für mein erstes Corona-Buch las, fragte ich mich: Woher kam diese Idee und wie entstand sie? Es stellte sich heraus, dass das Konzept aus den 1980er-Jahren stammte, als Konsequenz aus einem politischen, aber auch wissenschaftlichen Totalversagen. Nach der Explosion in Tschernobyl gab es keine einheitlichen Richtlinien für die Strahlenbelastung von Lebensmitteln, deshalb legte jedes Bundesland seine eigenen Grenzwerte fest. Während die Bundesregierung eine Empfehlung von 500 Becquerel pro Liter Kuhmilch aussprach, bestand Schleswig-Holstein auf einem Grenzwert von 50. Die Stadt Hamburg riet ihren Bürgern, bei Regen nicht auf die Straße zu gehen. Niedersachsen empfahl, die oberste Bodenschicht von Gemüsebeeten abzutragen. Wissenschaftler und Politiker bezichtigten sich gegenseitig der Übertreibung und der Fahrlässigkeit.[32] Die Wissenschaft war überfordert. Sie sollte in Echtzeit sagen, was zu tun sei, und gleichzeitig das Fundament für die zu treffenden politischen Entscheidungen liefern. Aber niemand hatte zuvor die Explosion eines Atomkraftwerks erlebt ...

D: ... und kein Virologe in seinem Leben eine so schwere Pandemie. Wie gesagt, ein Expertenrat, der schriftliche Stellungnahmen abgibt, wurde dann ja unter Kanzler Olaf Scholz eingerichtet.

M: Das war eine gute Idee, darüber haben wir schon gesprochen. Aber sie kam zwei Jahre zu spät. Die ersten Maßnahmen von Scholz nach der gewonnenen Bundestagswahl sind für mich ein Beweis dafür, dass er jedenfalls damals etwas von PR verstand. In jenen Tagen wurde der Bundeswehrgeneral Carsten Breuer als Leiter eines Krisenstabes eingesetzt. Endlich ein General, hieß es anerkennend, Breuer war der »Corona-General«.[33] Dabei leitete schon sehr früh in der Pandemie ein General des Sanitätsdienstes der Bundeswehr, Hans-Ulrich Holtherm, abwechselnd mit einem Beamten aus dem Innenministerium den Krisenstab.[34]

»Vieles hätte man wissen können« – Erste Erkenntnisse über die Wirksamkeit der Maßnahmen

M: Wir haben schon darüber gesprochen, dass Sie in der Pandemie angegangen worden sind wie kein anderer Wissenschaftler. Es gab allerdings Momente, da hat Ihre Kommunikation mich irritiert, etwa im Dezember 2020 Ihr Tweet »Schwere Schuld«. Darin hieß es: »Die nicht endenden Angriffe auf seriöse Wissenschaftler und die stetige Verballhornung ihrer Aussagen werden in diesem Winter noch Tausende das Leben kosten.« Und dann eben dieses Hashtag: »#SchwereSchuld«.[35]

D: Da müssen wir gar nicht drum herumreden, die Ausdrucksweise war nicht richtig. Das hat etwas von Aktivismus, den ich überhaupt nicht verkörpern will. Zu meiner Botschaft von damals stehe ich. Zu dieser Zeit, im Winter 2020, gab es hohe Todeszahlen. Zwei äußerst seriöse Wissenschaftler formulierten damals einen zugespitzten Appell für das Impfen …

M: … ganz schön zugespitzt, in der Tat. Einer von ihnen forderte, dass diejenigen, die sich nicht impfen lassen wollten, anderen die Intensivbetten und Beatmungsplätze überlassen sollten.[36]

D: Beim anderen ging es um die Positionierung der Gesellschaft für Virologie. Auf jeden Fall empfand ich es als unfair, wie die Medien diese Kollegen behandelt haben. Es erinnerte mich an das, was ich selbst zuvor immer wieder erfahren hatte. Das machte mich wütend. Aber ja, ich hätte es anders ausdrücken sollen. Diese Situation war eine absolute Ausnahme. Generell habe ich persönliche Angriffe vermieden und keine Personen, insbesondere keine Kolleginnen und Kollegen, angegriffen, auch wenn manche das so darstellen möchten.

M: In einem Interview mit Ihnen hat der *Spiegel* in einer Frage nahegelegt, dass die Virologen Hendrik Streeck und Jonas Schmidt-Chanasit wohl größeren Schaden angerichtet hätten als die »Corona-Leugner«.[37] Das war schon sehr zugespitzt. Sie haben dem nicht ausdrücklich widersprochen oder sich davon distanziert.

D: Das ist so nicht richtig. Ich kann Journalisten nicht verbieten, ihre Fragen zu stellen, aber ich habe daraufhin geantwortet, dass ich lieber über etwas anderes sprechen möchte. Beide Genannten nutzten die Pandemie ausgiebig für öffentliche Auftritte und stellten ihre Position in aller Breite dar.

M: Aber täuscht mich der Eindruck, dass Sie gern über die beiden geredet hätten?

D: Meinen Sie? In der Pandemie habe ich es immer vermieden, diese und andere Wissenschaftler namentlich zu nennen, denn daraus wurde immer gleich ein Expertenstreit stilisiert. Aber im Rückblick sage ich auch: Vielleicht war es ein Fehler, sich nicht auch mal einer öffentlichen Konfrontation zu stellen. Das hätte sicherlich verdeutlicht, welche Aussagen belegt und begründet sind und bei welchen der Urheber ins Schwimmen gerät, wenn man sie hinterfragt. Belege sind eben das A und O in der Wissenschaft.

M: Suchen Sie diese öffentliche Konfrontation jetzt im Nachhinein?

D: Nein, mir geht es ausdrücklich nicht darum, Einzelpersonen Vorwürfe zu machen, sondern darum, gewisse Mechanismen zu benennen und Argumente zu beleuchten, die bis heute unwidersprochen in der Öffentlichkeit herumgeistern und sich durch stetige Wiederholung, auch von Politikern und Journalisten, zu »alternativen Fakten« entwickeln könnten. Wir wollen ja Aufarbeitung leisten. Ich möchte kein Blame Game betreiben. Wenn wir Lehren ziehen wollen, gehört aber auch dazu, anzuerkennen, dass nicht alles relativ und nicht alles nur Meinung ist in der Wissenschaft. Wenn man Belege und Fakten nicht als wichtig erachtet, dann führt das dazu, dass alle Meinungen gleichwertig nebeneinanderstehen und man den Wald vor lauter Bäumen nicht sieht. Um dieses Problem zu lösen, muss man sich die Fakten anschauen, nur dann kann man klarsehen. Genau das ist das Übel der Desinformation: Sie entsteht, wenn die Medien die Fakten nicht berücksichtigen und sich bestenfalls für den Meinungsstreit als solchen interessieren.

M: Können Sie konkrete Beispiele nennen, an die Sie hier denken?

D: Fangen wir doch einfach von vorne an. Es war bereits im Februar 2020 klar, dass Covid-19 nicht so harmlos wie eine Grippe ist. Dazu gab es schon früh gute Schätzungen auf Basis realer Daten aus Wuhan.[38] Diese Schätzungen wurden nur wenige Wochen später präzisiert und bestätigt, und Ende März 2020 lag eine final begutachtete Publikation dazu vor.[39] Dennoch hielt sich der Grippevergleich hartnäckig in der Öffentlichkeit.

M: Aber ihm wurde auch von sehr vielen sehr hartnäckig widersprochen. Später erst wurde Covid-19 tatsächlich so harmlos wie eine Grippe.

D: Ja, damals gab es durchaus Widerspruch, doch das führte nur dazu, dass in der Öffentlichkeit der Eindruck entstand, in der Wissenschaft würden stets unterschiedliche Meinungen existieren und Diskurse geführt werden, bei denen jeder ein bisschen recht hat. Dabei war der Grippevergleich völlig unzutreffend, denn die Infektionssterblichkeit von Covid war damals etwa 16-mal so hoch wie die von Influenza.[40] Im Nachhinein wird nun alles wieder verwischt, als wäre dies nur eine unverbindliche und offene Debatte gewesen. Und das Vergessen geht weiter. Im April 2024 etwa hörte ich in einem Interview im Deutschlandfunk das alte Argument vom selektiven Schutz der Alten. Diese Idee ist konzeptionell widerlegt und wurde in keinem Land der Welt erfolgreich umgesetzt. Wenn wir irgendeinen Lerneffekt aus der Pandemie mitnehmen wollen, müssen wir zunächst einmal damit aufhören, die vorliegende Evidenz zu relativieren oder schlichtweg zu ignorieren. Vielleicht müssen wir sie auch noch mal in nachvollziehbarer Form festhalten, denn die entsprechende Literatur ist komplex und anscheinend für manche nicht verständlich.

M: Sie ist für die allermeisten Menschen, jedenfalls für diejenigen, die keine naturwissenschaftliche Expertise haben, schwer verständlich. Dabei besteht genau darin die Aufgabe von gutem Journalismus. Komplizierte Sachverhalte in eine allgemein zugängliche Sprache zu übersetzen, ohne die Substanz zu verfälschen.

D: Ja, unbedingt, denn sonst treten Emotionen an die Stelle von Gewissheiten. Am Anfang der Pandemie wurde beispielsweise die mutmaßliche Dunkelziffer dazu benutzt, zu argumentieren, dass die Kontrollmaßnahmen frühzeitig beendet werden könnten. Man spekulierte auf viele unbemerkte Infektionen und eine bereits beginnende Bevölkerungsimmunität.[41] Das hat sich aber generell in den Studien nicht bestätigt. Die politischen Forderungen nach Aufhebung der Maßnahmen, die im Zusammenhang mit der Heinsberg-Studie in Deutschland aufkamen, hallen bis heute in der Öffentlichkeit nach. Dabei lieferte die letztendlich publizierte Studie keine epidemiologische Grundlage für die damals geforderten Öffnungen.[42] Wie üblich, wenn solche Themen nicht öffentlich richtiggestellt werden, bleibt der Eindruck, dass wohl doch etwas an den Argumenten dran gewesen sein muss. Das war es aber nicht. Wenn man das nicht klarstellt, lernt man nichts aus der Situation.
Ein anderes Beispiel ist die Wortklauberei um die Kinder und deren Rolle als »Treiber der Pandemie«. In der Öffentlichkeit führten wir zeitweise eine semantische Debatte um den Begriff »Treiber«. Das hat von den Tatsachen abgelenkt. Keine Altersgruppe treibt in der Pandemie das Infektionsgeschehen, es ist überall gleich verteilt. Erst lange nachdem sich das Virus in der Bevölkerung angesiedelt hat, wird sich der Schwerpunkt der Infektionen zunehmend auf Kinder verlagern, da die Erwachsenen dann alle immun sind und die nachfolgende Generation noch nicht. Es ging nie darum, ob die eine oder die andere Altersgruppe die Pandemie

treibt. In Wirklichkeit ging es darum, welchen Beitrag der Schulbetrieb zur Verbreitung hatte. Bei der Spanischen Grippe in den USA haben Städte mit Schulschließungen das Geschehen besser kontrolliert.[43] Auch bei Covid-19 zeigte sich hier ein starker Kontrolleffekt auf die gesamtgesellschaftliche Infektionstätigkeit. Heute wissen wir, dass auch die Maßnahmen, die während des laufenden Schulbetriebs stattfanden, eine gut nachweisbare Wirkung hatten – damit lässt sich doch arbeiten.[44] Diese grundlegende Erkenntnis finde ich nirgendwo in der Politik – vielleicht auch deshalb nicht, weil wir sie aus wissenschaftlicher Perspektive nicht gut genug vermittelt haben. Es liegt jetzt an der Politik, die gewonnenen Erkenntnisse umzusetzen, denn heute wissen wir: Wenn wir uns auf eine zukünftige Pandemie vorbereiten wollen, müssen die Schulen besser auf Maßnahmen im laufenden Betrieb vorbereitet werden. Gleichzeitig müssen verbindliche Regelungen für Arbeitsstätten festgelegt werden, einschließlich einer Homeoffice-Pflicht.

M: Jede Aufarbeitung der Pandemie wird ohne eine selbstkritische Bilanz seitens der Wissenschaft unmöglich sein. Denn alles, was Sie hier kritisch anmerken, wurde ja auch aus der Wissenschaft heraus vertreten. Und nicht nur in Deutschland. Wir sollten hier auch ein Wort über die »Great Barrington Declaration« verlieren, ein Thesenpapier einer Gruppe von US-Wissenschaftlern, das weltweit Beachtung fand. Es argumentierte für den gezielten Schutz von Risikogruppen, während jüngere Menschen ihr normales Leben weiterführen sollten.[45]

D: Aus den Infektionswissenschaften gab es gleich heftigen Widerspruch.[46] Risikogruppen sind ja nicht einfach von der übrigen Gesellschaft zu isolieren. Es war nachweislich falsch, die Bevölkerung durch ungeschützte Infektionen vor Beginn der Impfungen immunisieren zu wollen, und man hätte spätestens im März 2020 angesichts der Datenlage von solchen öffentlichen Vorschlägen Abstand nehmen müssen.[47] Die Vertreter der Great Barrington Declaration haben sich bei ihren anfänglichen Versuchen, die Sterblichkeitsrate der Erkrankung zu bewerten, enorm verschätzt und ihre Position dennoch weiter in den Medien verteidigt, unter anderem eben durch die Formulierung ihrer politischen Deklaration, die sie gleich in zahlreiche Sprachen übersetzen ließen.[48] Ihre damaligen Ideen und Argumente blieben auch in Deutschland hängen, wo im Herbst 2020 wieder von einigen vorgeschlagen wurde, ein entsprechendes Vorgehen zu verfolgen, da sie anscheinend davon ausgingen, dass sich bei Covid-19 die Bevölkerungsimmunität genauso aufbaut wie bei der Grippe. Dabei gibt es bei der Grippe praktisch immer eine gewisse Hintergrundimmunität durch frühere Grippeviren, was bei der Grippe-Pandemie im Jahr 2009 ganz deutlich zu sehen war.[49] SARS-CoV-2 war einfach einzigartiger und neuartiger für die Menschheit im Vergleich zu einem neuen Influenzavirus. Das wusste man bereits durch die Forschung über die Genetik von Coronaviren, und frühzeitige immunologische Untersuchungen haben es bestätigt.[50] Vieles hätte man wissen können, wenn man sich stetig mit Wissenschaftskollegen abgeglichen und die neueste Literatur verfolgt hätte. Selbstverständlich kann man sich auch als öffentlicher Experte täuschen, aber dann muss man das irgendwann auch mal klarstellen.

M: Im Zusammenhang mit der Great Barrington Declaration wird bis heute eine wichtige juristische und mediale Debatte geführt. Es geht darum, dass Twitter damals gegen einige der Urheber des Papiers einen »shadow ban« verhängte, sodass ihre Aussagen weniger Verbreitung fanden, und um den Vorwurf, dass US-Behörden solche Beschränkungen bei den Betreibern sozialer Netzwerke angemahnt haben sollen.[51] Ob dies aus Gründen des Gesundheitsschutzes zulässig war oder eine Unterdrückung der Meinungsfreiheit darstellt, muss jetzt der Supreme Court, das oberste Gericht der USA, entscheiden.[52]

D: Ich bin gespannt auf die Entscheidung und ihre Begründung. Meinungsfreiheit beinhaltet zweifellos auch die Freiheit, etwas zu äußern, was nachweislich falsch ist – die Freiheit also, sich zu irren. Doch wenn man seinen Irrtum kaschiert, indem man ihn umso lauter und verknüpft mit politischen Forderungen weiterverbreitet, dann stößt das für mein Empfinden irgendwann an die Grenzen der Meinungsfreiheit, nämlich dann, wenn es Konsequenzen für andere hat.

M: Zurück zu den deutschen Politikerinnen und Politikern: Sie stützten sich bei ihren Entscheidungen zunehmend auf Modellierungen zum Pandemieverlauf. Aber Modellierungen stellen keine absoluten wissenschaftlichen Gewissheiten dar.

D: Das Narrativ, dass Modellierungen fehlerhaft seien, hat sich durch ständige Wiederholung in der Öffentlichkeit verfestigt, ist aber falsch. Modellierungen sind präzise, aber sie entwerfen Szenarien, die dann verhindert werden. Zu einem gewissen Teil musste man sich zu Beginn der Pandemie auf Modellierungen verlassen. Das bedeutet jedoch nicht, dass die entsprechenden politischen Entscheidungen infrage gestellt werden müssen. Solche Modelle entstehen ja nicht aus der Fantasie heraus, sondern basieren auf echten Daten, die durch die Modellierung besser verstanden werden können als durch bloßes Bauchgefühl. Natürlich können einige Modellierungen Szenarien darstellen, die durch Prävention nicht eintreten, aber deshalb sind sie ja nicht falsch. Sie waren oft sehr genau, insbesondere für die nächste Zukunft. Vieles der öffentlichen Kritik ging einfach an der Sache vorbei, das Problem lag eher auf der Kommunikationsebene.[53]

M: Mich erstaunt und verwundert immer noch, warum es im Bereich der Virologie über einen so langen Zeitraum hinweg nicht möglich gewesen ist, das Gespräch zu suchen, Austausch zu organisieren und womöglich Konflikte beizulegen.

D: Ich kann Ihnen versichern, dass das in unserem Fach versucht wurde. Es führte zu nichts. Aber es gilt auch festzuhalten: Viele Experten, die öffentlich aufgetreten sind, gehörten gar nicht zur virologischen Fachcommunity, manche von ihnen waren nicht einmal Naturwissenschaftler. Dieses »Experten«-Phänomen beruhte auf viel breiteren Kreisen. Die konnte man dann kaum erreichen.

M: Über einen Kollegen von Ihnen würde ich gern sprechen. Über Alexander Kekulé schrieben Sie auf Twitter: »In unserer Community spielt er keine Rolle.« Und weiter: »Kekulé selbst könnte man nicht kritisieren, dazu müsste er erst mal etwas publizieren.« Mich hat das irritiert. Kekulé war oft jemand, der polarisierte. Aber in der sogenannten Schutzkommission des Bundes war er jahrzehntelang für das Thema Biologische Sicherheit und Pandemie zuständig. Warum mussten Sie ihn so anrempeln? Man kann doch sehr wohl etwas von Pandemien verstehen, ohne der größte Experte für Virologie zu sein.[54]

D: Natürlich. Ich habe recht früh und auch an prominenten Stellen betont, dass ich mit den meisten seiner fachlichen Einschätzungen übereinstimme.[55] Bei diesem Beispiel muss ich Ihnen aber den Ball erst mal zurückspielen – Sie lassen den Kontext weg. Das ist ein beliebtes journalistisches Stilmittel, gerade in der Formulierung konfrontativer Fragen. Aber es ist nicht fair, so entsteht ein falsches Bild ...

M: ... dann korrigieren Sie doch mein angeblich falsches Bild.

D: Es ist nicht meine Art, Kollegen namentlich anzusprechen, geschweige denn anzurempeln, wie Sie es nennen. Mein Tweet war eine vollkommene Ausnahme und nur eine Reaktion auf ein sehr ungewöhnliches Verhalten. Hintergrund war, dass Herr Kekulé in einem Gastbeitrag im Berliner *Tagesspiegel* als Kommentator auftrat, der in nicht neutraler Art und Weise über unsere frühe Arbeit zu Viruslasten schrieb, mit Argumenten, die zu erheblichen Teilen im Meinungsbereich lagen. Wohlgemerkt, nicht mit eigenen wissenschaftlichen Daten, wie das im Diskurs normal wäre, sondern quasi als Journalist, noch dazu in einer Tageszeitung.[56] Das fand ich inakzeptabel, eine kollegiale Grenzüberschreitung, wie sie kaum jemals vorkommt. Ich hatte damals das Gefühl, mich klarstellend wehren zu müssen, auch um eine Rufschädigung zu verhindern. Sie müssen den Hintergrund verstehen, dies geschah ja im Kontext der später vom Presserat gerügten Berichterstattung der *Bild*-Zeitung. Hier stieß Herr Kekulé sozusagen ins gleiche Horn. Was ihn dazu motiviert hat, kann ich nicht sagen. Vielleicht hat es ihn frustriert, dass er in der Zeit schwieriger Entscheidungen kein Berater der Politik geworden ist.

M: Aber als jemand, der sich über einen langen Zeitraum mit Pandemiebekämpfung beschäftigt hatte, hätte er das womöglich sein sollen. Das bedeutet nicht, dass man jede seiner Positionen teilt, sondern dass man sie zumindest hätte anhören müssen.

D: Da stimme ich Ihnen vollkommen zu, und er wäre sicherlich eine wertvolle Stimme in den Beratungsgremien gewesen. Leider kenne ich die Entscheidungswege der Politik nicht. Was zumindest in der Wissenschaft nicht so gut ankam, war, dass er sich vor allem über die Talkshows zu Wort meldete. Und dass er immer früh mit dem Finger auf andere gezeigt hat: Das Robert Koch-Institut macht dies falsch, das Gesundheitsministerium macht jenes falsch. Ich finde es problematisch, wenn man von Anfang an alles mit Vorwürfen verbindet. Dann liegt der Fokus auf den Vorwürfen, und der eigentliche Inhalt wird vernachlässigt. Ich muss aber auch zugeben, dass ich seine Äußerungen später gar nicht mehr verfolgt habe. Es gab ganz andere, die sich massiv und mit falschen Argumenten in die Diskussion um die Pandemie eingebracht haben.

M: Kekulé hatte Anfang März 2020 »Corona-Ferien« vorgeschlagen – was faktisch eine Schulschließung bedeutet hätte.[57]

D: Sein Vorschlag sah vor, dass es zwei Wochen Ferien geben sollte. Kekulés Intention, die Ausbreitung des Virus früh zu stoppen, war richtig, aber es war nicht einfach, das richtige Timing zu finden. Anfang März wäre es wahrscheinlich zu früh gewesen, da hätte man sein Pulver verschossen. Denn dann hätte man die Schulen ja wieder geöffnet, und kurz darauf wäre die Welle gekommen. Man kann ihm das aber keinesfalls vorwerfen, niemand konnte das damals richtig einschätzen. Problematisch war einzig und allein, dass er diesen Vorschlag als politische Forderung formulierte.

M: Kekulé hatte bereits im Februar 2020 in einem Brief an Innenminister Seehofer einen interessanten Vorschlag gemacht. Er schrieb: »[E]ine unabhängige Beratung aus der Wissenschaft kann in Zeiten wie diesen nur von Vorteil sein«, und riet dazu, die Schutzkommission des Bundes wieder einzusetzen.[58] Diese Schutzkommission hat eine interessante Geschichte: Gegründet wurde sie 1951 auf Vorschlag von Werner Heisenberg, einem brillanten Physiker, der für Hitler an der Atomforschung arbeitete und später zu einem vehementen Kritiker der nuklearen Rüstung wurde. Unabhängige Wissenschaftler sollten die Regierung im Hinblick auf Krieg und Katastrophen beraten. Das tat die Kommission dann auch jahrzehntelang, bis sie 2015 vom damaligen Innenminister Thomas de Maizière wegen gravierender interner Streitigkeiten abgeschafft wurde. Wenn einem die Besetzung nicht gefällt, kann man sie ändern. Aber es war ein ziemlich freihändiger Umgang mit einem Beratungsgremium, dessen Existenz und Rolle sogar gesetzlich verankert war.[59]

D: Interessant, das wusste ich nicht.

M: Aus Kekulés Vorschlag wurde nichts. Im Oktober 2021 setzte die Bundesregierung dann einen Sachverständigenausschuss zur Aufarbeitung der deutschen Corona-Maßnahmen ein. Das war immerhin ein erster Schritt, um Bilanz zu ziehen. Aber aus dieser Kommission haben Sie sich früh zurückgezogen.

D: Genau genommen habe ich mich recht spät zurückgezogen. Es ist klar, dass man bewerten muss, was die Maßnahmen gebracht haben. Aber das ist eine wissenschaftliche Tätigkeit, darüber kann man nicht mal eben in einer Kommission abstimmen. Die Kommission konnte keine systematische Literaturauswertung leisten, das wäre einfach viel zu viel Aufwand gewesen. Und zu diesem Zeitpunkt gab es auch noch nicht genügend Literatur zum Thema, es war einfach zu früh für diese Arbeit. So kam es eher zu einer Art Meinungsbildung. Zudem war die Kommission interdisziplinär besetzt. Das ist zwar gut, aber es braucht schon ein gewisses gemeinsames Verständnis für Infektionsepidemiologie. Wenn es stattdessen um Privatmeinungen geht, ist eine geschützte Umgebung erforderlich, um diese zu diskutieren. Hingegen ist es nicht sinnvoll, dass Informationen unmittelbar nach den Kommissionssitzungen nach außen getragen werden. Und dann auch noch mit falschen Inhalten, falschen Konnotationen und zu allem Übel sogar unter der Überschrift »Drosten hat gesagt«. Das alles wirkte auf mich wie ein Versuch, mich einzuschüchtern und mich davon abzuhalten, mich überhaupt noch zu äußern. Mir blieb nichts anderes übrig, als die Gruppe zu verlassen.

M: Einige haben das so verstanden, als seien sie einfach beleidigt. War es ein Fehler, auszutreten?

D: Aus der Wissenschaft habe ich viel Bestätigung bekommen, gerade auch in dem Moment, als ich mich entschieden hatte, die Kommission zu verlassen. Es hat nichts mit Beleidigtsein zu tun, wenn man Qualitätsstandards an die eigene Arbeit anlegt. Sie müssen sich klarmachen: Man kann sich bei Pandemiethemen Belege zu fast jeder gewünschten Aussage aus der wissenschaftlichen Literatur ziehen. Gerade zu

Pandemie-Kontrollmaßnahmen sind leider viele zweifelhafte Studien veröffentlicht worden. Darum braucht es unbedingt Qualitätsfilter – eine systematische Analyse von Studien nicht nur hinsichtlich des Gegenstands, sondern auch der Qualität. Diese Arbeit konnte die Kommission nicht leisten. Und ohne gründliche Analyse kann man letztendlich nur auf Basis einer vorgefassten Meinung arbeiten. Dann sucht man Studien aus, die diese Meinung unterstützen, ohne zu wissen, ob sie wirklich aussagekräftig sind.

M: Die Kommission hat im Juni 2022 einen durchaus lesenswerten Bericht vorgelegt – und übrigens selbst darauf verwiesen, wo die Grenzen ihrer Möglichkeiten lagen.[60]

D: Meine Kritik bezog sich nicht auf die gesamte Kommission, sondern auf meine persönlichen Erfahrungen in einer der thematischen Arbeitsgruppen, die sich mit den Pandemie-Maßnahmen befassten. Ich denke auch, dass das Papier in vielen Aspekten gut ist. Doch eine Sache fällt mir auf: Wo bleibt heute eigentlich das Interesse an echten wissenschaftlichen Ergebnissen zur Wirksamkeit dieser Maßnahmen? Das sollte doch das Hauptanliegen der Kommission sein. Ich habe immer argumentiert, dass die Wissenschaft sowieso ihre Auswertungen vornehmen wird, unabhängig davon, was diese Kommission zu Papier bringt. Das ist geschehen, aber darüber spricht niemand in Deutschland.

M: Sie meinen damit Auswertungen, die in anderen Ländern bereits geleistet wurden?

D: Ja, ich meine die internationalen Studien. Wir werden mit Untersuchungen allein aus Deutschland nie eine solide Auswertung machen können, dazu haben wir viel zu wenig

Daten. Hier geht es um eine methodisch korrekte Auswertung des internationalen Wissensstands in der Literatur. Dies nennt man Evidenzsynthese – eine Standardmethode in der Epidemiologie. Der Prozess ist in vollem Gange, und dabei geht es eben um Qualität und um eine Gesamtaussage. Eine wichtige Untersuchung stammt aus einer Initiative der britischen Royal Society. Dort sind sechs große wissenschaftliche Papiere entstanden. Es wurde die gesamte internationale Literatur zu verschiedenen Kernfragen der Pandemiekontrolle durchgescannt, die Qualität bemessen, und nach dem Qualitätsfilter wurden quantitative und qualitative Ergebnisse verglichen und zusammengefasst. Aus dieser Untersuchung wissen wir heute sehr viel über die Effektivität der Maßnahmen, und die Erkenntnisse daraus gelten ganz klar auch für Deutschland.

M: Da bin ich gespannt.

D: Das kann man nicht in ein paar Sätzen wiedergeben.

M: Weshalb wir uns ja auch für die Buchform entschieden haben.

D: Die eindeutig effektivsten Maßnahmen waren Ausgangssperren und Beschränkungen von Versammlungen. So etwas wurde immer mal wieder infrage gestellt, sogar in besagter Kommission, aber dafür gibt es eben jetzt starke aggregierte Evidenz.[61] Auch die Einschränkung der Mobilität im Arbeitsleben – also Homeoffice – hatte einen klaren Effekt.[62] Maskentragen hatte einen eindeutigen Effekt, und eine bessere Qualität der Masken ebenfalls.[63] Klar ist auch, dass vor allem die Verpflichtung zum Tragen von Masken effektiv war, ein freiwilliges Tragen deutlich weniger.

Ein anderes großes Thema sind die Schulschließungen. Die hatten eine klare Wirkung auf den R-Wert, auf Krankenhausaufnahmen und Todesfälle.[64] Kontaktmaßnahmen bei laufendem Schulbetrieb, etwa Masken, Distanzierung und Schichtsysteme, hatten ebenfalls in vielen Studien einen nachweisbaren Effekt, aber er war schwächer.[65] Ein täglicher Antigentest aller Schüler im Schulbetrieb hätte die Übertragungen genauso effektiv senken können wie eine Quarantäne aller Kontakte, die dann immer zu Unterrichtsausfällen führte.[66] Allerdings waren solche massenhaften Testungen erst ab dem zweiten Quartal des Jahres 2021 möglich. Schließungen fanden ab dann gar nicht mehr statt ...

M: ... zum Glück. Aber die Sorge, dass sich das wieder ändern könnte, die gab es noch. Im August 2021 forderten dann das Kinderhilfswerk UNICEF und der WHO-Direktor für Europa, Hans Kluge, Präsenzunterricht »ohne Unterbrechung« in ganz Europa. »Dies ist von größter Bedeutung für die Bildung, die psychische Gesundheit und die sozialen Fähigkeiten der Kinder.«[67]

D: Zu der Evidenzsynthese der Royal Society muss man natürlich sagen: All dies klammert die negativen Effekte von Schulausfällen aus, genauso wie die Tatsache, dass Kinder weniger schwer erkrankten als Erwachsene. Hier geht es nur um die Infektionsübertragung, nicht um andere Zielgrößen wie soziale Folgen oder Schäden in Bildungsbiografien. Das sind eigene Wissenschaftsthemen, die ebenfalls ausgewertet werden. Die Effektivität der Kontrollmaßnahmen ist nur eine Seite der Abwägungen, die die Politik treffen musste. Aber Wissenschaft muss sich spezialisieren, darum ist es normal, dass man sich nur mit einem Aspekt eines Problems beschäftigt, und das dann gründlich.

Ich mache mal weiter. Gute Evidenz gibt es für die Gastronomie. Man konnte sogar Evidenz dafür finden, dass das alleinige Verbot des Ausschanks von Alkohol einen Effekt hatte.[68] Ein anderes wichtiges Thema sind die Alten- und Pflegeheime. Es gibt Evidenz dafür, dass Besuchssperren die Bewohner geschützt haben.[69] Außerdem hatte die Kohortierung von Pflegenden mit Bewohnern einen schützenden Effekt, das heißt, dass Pflegende nur für eine immer gleiche Gruppe von Bewohnern zuständig waren und idealerweise im Pflegeheim selbst wohnten. Letzteres lässt sich natürlich schwer umsetzen, und die Besuchssperren führten in der Pandemie zu der bekannten Vereinsamung in Altersheimen. Etwas widersprüchliche Daten gab es übrigens für die Wirkung von Tests in Altersheimen.[70]

Es gibt auch andere bemerkenswerte Beispiele, wofür man keine gute Evidenz gefunden hat, etwa für die Schließungen im Handel. Das heißt nicht, dass es nichts gebracht hat, sondern dass hier die Studienlage einfach uneinheitlich ist. Der Handel und die Regularien dazu waren eben sehr uneinheitlich. Aber wenn der tatsächliche Beitrag von Geschäften zum Infektionsgeschehen groß gewesen wäre, hätte man wohl auch ein Signal in den Daten gesehen. Hier haben sich verschiedene Studien widersprochen. Manche fanden einen Effekt, andere fanden keinen.[71] Das meine ich mit »keine gute Evidenz«.

M: Bleibt der Bereich der Hygienemaßnahmen.

D: Ja, ganz wichtig. Eine ganze Analyse wurde eigens für den Bereich durchgeführt, der in Deutschland unter »Hygienekonzepten« lief: Lüften, Desinfizieren, Händewaschen, Regeln für die Belegung von Räumen. Ganz wenige Studien fanden überhaupt nachweisbare Evidenz. Allerdings lag das oft daran, dass die Studien nicht sorgfältig genug konzipiert wurden.[72]

M: Ist damit die wissenschaftliche Bewertung der Pandemie-Maßnahmen abgeschlossen?

D: Die Auswertungen der Royal Society konzentrieren sich auf Literatur aus den Jahren 2020 und 2021. Die späteren Jahre werden folgen, aber das dauert eben. Für einen Erkenntnisprozess, der der Politik in Zukunft hilft, kommt es aber darauf an, diese Ergebnisse abzuwarten und sich dann immer noch dafür zu interessieren, auch wenn das Thema bis dahin von anderen Themen verdrängt worden ist.

M: Wo wir beim internationalen Vergleich sind: Zu den Ländern, die die Pandemie mit Abstand am schlechtesten bewältigt haben, gehören für mich Russland und China. In Russland waren die Todeszahlen sehr hoch. In China versuchte man, das Virus zu unterdrücken, bis man dann ohne jegliche Erklärung und trotz geringer Impfquote alle Maßnahmen beendete. Von Null-Covid ging es bruchlos zu Full-Covid. In einem solchen Land verlieren die Menschen eher ihr Leben als das Regime sein Gesicht. Dabei war vor allem China erkennbar unfähig, den eingeschlagenen Kurs zu korrigieren, es war blind für Alternativen. In Demokratien werden Dinge auch falsch eingeschätzt, aber dann gibt es sofort Widerspruch, aus der Opposition, der Wissenschaft, der Zivilgesellschaft und den Medien. Das führt zu Korrekturen. Diktaturen aber verbreiten Angst, nicht nur nach außen, sondern vor allem auch nach innen. Auf abweichende Meinungen wird mit dem Ausbau des Unterdrückungsapparates reagiert, bei Kritik nach angeblichen Anstiftern aus dem Westen gesucht. Irgendwann ist das ganze System mit Blindheit geschlagen. Wer unbedingt einen Grund für Demokratiemüdigkeit finden will, muss sich schon etwas anderes als die Pandemie suchen. Das spreche ich auch an, weil ich mich während der Pandemie über manche leichtfertig gesagten und geschriebenen Äußerungen wie »mehr Diktatur wagen« geärgert habe.

D: Natürlich sind die Zahlen in diesen Ländern nicht so leicht zu verfolgen. Die summarische Übersterblichkeit in Russland war im Sommer 2022, als die ersten Omikron-Epidemien vorbei waren und man im Grunde genommen alle Länder als immunisiert betrachten konnte, mehr als viermal so hoch wie in Großbritannien und mehr als siebenmal so hoch wie bei uns. Bulgarien liegt übrigens noch höher als Russland, dies nur zur Vollständigkeit. Über China kann man wenig sagen, weil die tatsächlichen Zahlen nicht wirklich bekannt sind. Eine Information finde ich allerdings wichtig: Wir sind uns alle darüber einig, dass Chinas Strategie, sich komplett gegen die Außenwelt abzuschotten, großen Schaden angerichtet hat und falsch war. Aber es gab dort noch einen anderen Fehler auf höchster Planungsebene: Man glaubte viel zu lange, dass die Impfung nicht nur zuverlässig vor Erkrankung schützte, sondern auch vor Übertragung. Unter dieser Annahme impfte man zunächst die Jüngeren – in der Erwartung, dass ihre Immunität das Virus so weit eindämmen würde, dass die ältere Bevölkerung es gar nicht erst abbekommen würde. Mit einer schlecht durchgeimpften älteren Bevölkerung begann man dann die Phase der Öffnung. Von Hongkong, wo die Situation ähnlich war, gibt es Daten. Sie sehen nicht gut aus.

M: Gehört zur wissenschaftlichen Bilanz nicht zwingend auch die Tatsache, dass während der Pandemie auch aus der Fachwelt zweifelhafte Vorschläge kamen? Ich erinnere mich an die No-Covid-Initiative im Januar 2021, die auch Personen wie Michael Meyer-Hermann, Physiker und Leiter der Abteilung System-Immunologie am Helmholtz-Zentrum für Infektionsforschung, oder die Virologin Melanie Brinkmann unterschrieben. Darin ging es um eine nachhaltig niedrige Inzidenz. Die Gebiete, in denen das gelingen würde, seien als »grüne Zone« auszuweisen, alle anderen als »rote Zone«. Das Reisen von einer roten in eine grüne Zone sollte nur aus triftigen Gründen möglich sein. Das fand ich weltfremd.[73]

D: Ich erinnere mich nicht mehr genau, aber bei mir hängengeblieben ist, dass hier womöglich ein Streit inszeniert werden sollte. Die Position der No-Covid-Initiative war ja vom Ansatz her richtig. Aufgrund der Datenlage und der Erfahrungen war schon damals ganz klar, dass es viel schwieriger sein würde, die Inzidenz nachträglich zu senken, als sie von Anfang an niedrig zu halten. Es ging im Wesentlichen darum, frühzeitig zu kontrollieren, um nicht später einen viel höheren Preis für umfassende Lockdowns zahlen zu müssen. Es ging der Gruppe nie um eine Null-Inzidenz. Es waren seriöse Wissenschaftlerinnen und Mediziner, die diese Idee einfach in der Öffentlichkeit vermitteln wollten. Aber auf Twitter gab es ein paar Stichler, die die No-Covid-Initiative immer wieder absichtlich in die Nähe der chinesischen Zero-Covid-Politik rückten und behaupteten, es solle hier ein möglichst umfassender Lockdown organisiert werden. Das war unfair und destruktiv. Und was die auf Twitter aktiven Wissenschaftler und Ärzte angeht, war es höchst unkollegial. Ich frage mich wirklich, wo da die Motivation lag.

M: Ich bleibe bei meiner Kritik an solchen Vorschlägen. Dazu gehört auch, warum die Wissenschaft in Deutschland zu Beginn der Pandemie nicht die Frage beantworten konnte, ob man eine Maske tragen soll. Das fand ich schwer verständlich. Sich in Zeiten der Seuche etwas schützend vor den Mund zu halten, gehört nun wirklich zu den ältesten Erkenntnissen. Auch überall in Asien schaute man verständnislos auf die deutsche, genauer auf die westliche Unentschlossenheit in dieser Frage. George Gao, der Leiter der chinesischen Seuchenschutzbehörde, sagte: »Es ist ein großer Fehler, dass die Menschen in den USA und Europa keine Masken tragen.«[74]

D: Inzwischen haben wir ja die Evidenz. Aber die gab es am Anfang eben nicht, es gab keine gute Datenlage ...

M: ... aber wir hatten gesunden Menschenverstand.

D: Damals gab es nur schwache Evidenz zu der Frage, ob Masken die Verbreitung von Erkältungsviren in der breiten Bevölkerung reduzieren. Zum Covid-Erreger gab es logischerweise gar keine Evidenz, das Virus war ja neu.[75] Hinzu kam der Maskenmangel, und die Masken, die es gab, wurden in den Kliniken gebraucht. Die Politik befand sich in großer Verlegenheit. Ich erinnere mich noch an Gespräche mit Vertretern des Gesundheitsministeriums. Die wirkten fast erleichtert, dass es wenig wissenschaftliche Evidenz für den Nutzen von Masken in der Allgemeinbevölkerung gab.

M: In den Kliniken mussten sie weggeschlossen werden, ähnlich wie sonst nur Betäubungsmittel, weil sie gestohlen wurden.

D: Etwas später wurden spezielle Studien für Coronaviren durchgeführt, auch unter verschiedenen Bedingungen. Dabei stellte sich heraus, dass das Tragen von Masken eben doch etwas bringt. Daraus entstand dann der Eindruck, die Wissenschaft habe ihre Meinung geändert. Tatsächlich ist jedoch einfach eine neue Information hinzugekommen, und das wurde natürlich nicht verschwiegen.

M: Es wurde kein Vorrat an Masken angelegt, nicht einmal, als die Bilder aus Wuhan kamen und die Sorge vor einer möglichen Pandemie wuchs. Ich bleibe dabei, dass das ein Fehler war.

D: Das können Sie als Beobachter und Kritiker der Politik so sehen. Ich habe nicht erwartet, dass es da große Lagerhallen gibt. Interessant war für mich der Stimmungswechsel, der im Frühjahr 2020 begann, weil alle nach Asien schauten. Ich fand es gut, dass in einer Zeitung in Hongkong Bastel- und Nähanleitungen für Masken abgedruckt wurden. Das habe ich dann auf Twitter verbreitet. Vielleicht habe ich damit in der Politik nicht gerade zur Entspannung beigetragen.[76]

M: Kennen Sie die Geschichte der Frauen von Jena?

D: Nein, kenne ich nicht.

M: Jena ist die erste deutsche Stadt, in der im April 2020 eine »Pflicht zur Mund-Nasen-Bedeckung« verordnet wurde. Die Entscheidung ging auf eine Gruppe von Frauen im örtlichen Gesundheitsamt zurück, die sich Bilder aus Asien im Internet angeschaut hatten und zu einem einfachen Schluss gekommen waren: Prävention macht auch dann Sinn, wenn es noch keine abschließende Evidenz gibt. Die

Stoffläden in Jena wurden eigens geöffnet, damit die Menschen sich Stoffe für selbst genähte Masken kaufen konnten, und der Innenstadtverein fertigte 10 000 Masken aus einfachen Textilien an.[77] Das Robert Koch-Institut und die WHO hingegen haben sich mit ihren Empfehlungen zum Tragen einer Maske sehr viel Zeit gelassen. Das war ein Versäumnis, das man auch mal in aller Klarheit einräumen sollte. Karl Lauterbach hat auf die Frage, was eine frühere Empfehlung zum Tragen von Masken gebracht hätte, geantwortet: »Ich würde vermuten, dass wir in Deutschland Tote hätten verhindern können.«[78] Stimmen Sie zu?

D: Das kann sein, nur gab es damals ja durch die Versammlungs- und Kontaktbeschränkungen schon ein Maßnahmenpaket, das für sich mehr bewirkt hat als das Tragen von Masken. Die selbst genähte Maske war dann jedenfalls der Weg, etwas für sich selbst und für die Gemeinschaft zu tun. Das war ein partizipatorischer Akt. Damals ist auch schon eine erste Trennung zwischen denen entstanden, die bei den Maßnahmen mitmachen wollten, und denen, die sich in Opposition dazu sahen und nicht an die Gefährlichkeit des Virus glaubten. Mich hat die Emotionalität des Maskenthemas total überrascht. Das Tragen einer Maske ist doch für die meisten Menschen nicht so einschränkend. Es gibt ja Leute, die sie in ihrem Beruf ständig anhaben müssen.

M: Ehrlich? Ich fand es erstaunlich, dass die Emotionalität gerade dieses Themas auch in der Politik lange Zeit nicht erkannt wurde. Geschichte wiederholt sich nicht, aber sie hält eigentlich immer die interessantesten Lehren bereit. Schon während der zweiten Welle der Spanischen Grippe im Herbst 1918 tobte in den USA eine heftige Debatte über den Nutzen selbst genähter »Community Masks«. In San

Francisco etwa galt die Maskenpflicht für jeden Einwohner, der sich in der Öffentlichkeit oder in Gruppen von zwei oder mehr Personen aufhielt. Das Abnehmen der Maske war nur für Mahlzeiten erlaubt, Verstöße wurden mit einer Geldstrafe von fünf Dollar geahndet, die dem Roten Kreuz zugutekamen. Dann kam es zu großen Protesten, Geschäftsleute fürchteten um den Handel, einige Ärzte bezweifelten den Nutzen der Maske, und Bürgerrechtler warnten: Wenn die Behörden die Einwohner von San Francisco dazu zwingen konnten, Masken zu tragen, dann könnten sie womöglich auch Zwangsimpfungen »oder andere Experimente und Demütigungen« durchsetzen.

Schließlich kam es zur Gründung des »Anti-Masken-Bundes«, über den Zeitungen in aller Welt berichteten.[79] Es war eine Rebellion gegen die Maske, gegen eine staatliche Anordnung, die als Bevormundung empfunden wurde. Klingt das nicht vertraut? Bei uns hieß die Maske in manchen Kreisen schnell der »Merkel-Maulkorb«. Sie war das Symbol dafür, dass man angeblich mundtot gemacht würde. Wer die Maske nicht tragen wollte, machte damit in vielen Fällen klar, dass er die Pandemiepolitik – oder die Politik insgesamt – ablehnt. Gerade deshalb empfand ich es als Mangel, dass die Wissenschaft in Deutschland in dieser so wichtigen Frage erst spät zu einer klaren Position fand.

Glauben Sie, dass wir bei der nächsten Pandemie wieder vor der Frage stehen: Maske oder keine Maske?

D: Sicherlich nicht in Asien. Aber bei uns wird es wieder Auseinandersetzungen geben. Einerseits haben wir jetzt klare Evidenz, und die lässt sich auch auf ein zukünftiges Pandemievirus übertragen. Doch da das Thema zu einem solchen Symbol geworden ist, wird wohl noch verbissener über die Frage der Selbstbestimmung und der Freiheitsrechte gestritten werden. Politisch ist jedenfalls einiges auf den Weg gebracht worden. Es werden immerhin Masken auf Vorrat eingelagert.

M: Zu Beginn der Pandemie haben wir uns nach jenen umgedreht, die eine Maske trugen. Bald darauf nach jenen, die keine trugen. Heute ist die Maske aus dem öffentlichen Straßenbild wieder so gut wie verschwunden, auch Sie tragen schon lange keine mehr.

D: Wenn ich einen Menschen mit einer Maske sehe, dann denke ich: Hoffentlich geht es ihm gut, hoffentlich hat er keine schwere Erkrankung.

M: Über einen Punkt müssen wir noch sprechen: Sie haben immer wieder, zuletzt während einer von der WHO organisierten Diskussion in Berlin, einen Vorschlag zur künftigen Kommunikation der Wissenschaft gemacht. Dieser sieht vor, dass nur Personen sprechen sollten, die ein entsprechendes Mandat ihrer Organisationen haben, und dass die Deutsche Forschungsgemeinschaft eingreifen sollte, wenn gewisse Standards nicht eingehalten werden. Das hat Ihnen Kritik eingebracht, bis hin zum Vorwurf, Sie würden die Wissenschafts- und Meinungsfreiheit einschränken wollen. Ein Wissenschaftsjournalist hat Ihnen in der *FAZ* ein »autokratisches Wissenschaftsverständnis« unterstellt.[80]

D: Darauf habe ich mit einer Replik reagiert.[81] Der Gastbeitrag dieses Journalisten hob sich deutlich von dem ab, was ich sonst in der Öffentlichkeit gehört habe. Ich denke, er ist keineswegs repräsentativ. Hier hat jemand die Gelegenheit zu einer öffentlichen Äußerung genutzt, die er ohne diesen Skandalton vielleicht nicht bekommen hätte. Von aktiven

Wissenschaftlerinnen und Wissenschaftlern habe ich keine Kritik an meinen Vorschlägen zu einer besser geordneten Wissenschafts- und Krisenkommunikation im Falle einer Pandemie gehört. Im Gegenteil. Ich bin davon überzeugt, dass die Inanspruchnahme eines Meinungsmandats als Wissenschaftler mit einer Verantwortung gegenüber der Gesellschaft einhergeht. In einer Pandemie bezieht das eine Verantwortung für Menschenleben mit ein. Allein schon aus Respekt vor dieser Verantwortung halte ich es für wichtig, darüber nachzudenken, wie man wissenschaftsinterne Kommunikationsstandards schaffen kann. Das würde dann auch weniger öffentlichkeitsaffinen Wissenschaftlern einen Rahmen bieten, sich zu Wort zu melden. Wenn Wissenschaftler in die Medien gehen, sollten sie nicht nur auf eine kompakte und griffige Ausdrucksweise achten.

M: Ich höre ein Plädoyer für Medientraining.

D: Viel mehr als das. Es muss doch erkennbar sein, ob jemand sich seriös verhält. Das fängt schon damit an, dass man Grenzen der eigenen Expertise kenntlich macht, also nicht zu allem und jedem spricht, nur weil man einen Professorentitel trägt. Und es geht viel weiter. Es erscheint mir beispielsweise bedenklich, wenn sich Wissenschaftler, die keine politischen Mandate innehaben, politisch äußern und Forderungen oder Slogans formulieren. Wissenschaftler sollten sich darauf konzentrieren, Hintergründe zu erklären, und dabei auf fundierte Belege zurückgreifen. Müsste man nicht von seriösen Wissenschaftlern verlangen, dass sie bei öffentlichen Auftritten grundsätzlich auf Quellen verweisen und diese im Nachgang auch veröffentlichen? Technisch ist das heute möglich, aber ich sehe das nirgends. Es wäre äußerst wertvoll, wenn Wissenschaftler nach ihren

Auftritten in Talkshows oder bei Interviews kurz ihre zentralen Aussagen zusammenfassen und die entsprechenden Literaturquellen nennen. In Zeiten der Desinformation könnte ein Wissenschaftler hier als positives Gegenbeispiel dienen. Außerdem ist das Belegen von Aussagen in der Wissenschaft sowieso Standard – warum also nicht auch in der Öffentlichkeit?

M: Das sind alles bemerkenswerte Vorschläge. Voraussetzung dafür wäre zunächst einmal eine Diskussion in wissenschaftlichen Gremien darüber, was während dieser Pandemie eigentlich schiefgegangen ist. Welche Mechanismen dabei eine Rolle gespielt haben und wie man ihnen in Zukunft entgegenwirken kann. Nur sehe ich nicht, dass diese Debatte bereits geführt wird oder dass es auch nur eine größere Bereitschaft dafür gibt. Täusche ich mich da?

D: Sie haben vollkommen recht. Es gibt in den jeweiligen Fachkollegien stillen Ärger und Zähneknirschen über das Verhalten einiger weniger in der Öffentlichkeit. Aber eine fach- oder wissenschaftsinterne Auswertung im Sinne einer Aufarbeitung, die gibt es schlichtweg nicht. Jedenfalls nicht dort, wo ich das überblicken kann.

M: Das ist ernüchternd.

D: Ja, aber ich möchte noch einmal wiederholen, dass wir uns in diesem Gespräch eher über öffentliche Expertise als über die Wissenschaft insgesamt unterhalten. In diesem Feld lässt sich das Problem vielleicht besser fassen. Mir würde es erst einmal um Wissenschaftskommunikation in der Öffentlichkeit gehen. Es braucht eine Zielsetzung, sonst findet eine Diskussion nicht statt oder erreicht keine Tiefe.

Hierfür gäbe es durchaus einen Moderator, denn es wäre ein typisches Betätigungsfeld für Akademien, und dort hat man die Bedeutung des Themas auch schon erkannt.[82] Klares Ziel muss sein, Standards oder Verhaltensnormen für die öffentliche Kommunikation zu formulieren. Hindernisse wird es geben, eines ist die Arbeitskraft. Für die Entwicklung von Standards ist ein Engagement erforderlich, das über die eigene Fachexpertise hinausgeht, die einen sowieso schon zu hundert Prozent ausfüllt. Daher mag dieser Prozess von außen betrachtet vielleicht als träge erscheinen. Aber eine jüngere Generation zeigt wirklich ernsthaftes Interesse an diesem Thema, sicherlich auch aufgrund der Erfahrungen während der Pandemie und der Herausforderungen bei der Kommunikation hinsichtlich der Klimakrise. Ich erwarte, dass Wissenschaftskommunikation und das Rollenbild der öffentlichen Experten in Zukunft wichtige Themen werden. Die Wissenschaft ist eine Bastion gegen eines der größten Probleme unserer Zeit, die Desinformation. Diese Rolle kann sie aber nur erfüllen, wenn sie glaubwürdig kommuniziert.

Ein zusätzlicher Aspekt ist, dass sich die Wissenschaft insgesamt seriös verhalten muss. Dafür braucht es erst einmal klare Transparenzregeln für Wissenschaftler. Das wird in Zeiten der Politisierung und der Verwischung von Grenzen immer wichtiger. Wie sieht es beispielsweise mit der Offenlegung von finanziellen Interessenkonflikten aus? Müssten wir nicht wissen, ob für mediale Positionierungen Honorare bezogen werden und woher sie kommen? Ist Parteizugehörigkeit ein Thema? Wir haben ja in der Medienöffentlichkeit Personen, die als Wissenschaftler auftreten und in Wirklichkeit auch Lobbyinteressen dienen. Das gilt auch für manche Ärzte, allerdings noch in gewissen Grenzen. Es gibt nicht den Impfexperten, dessen Institut und dessen

Stelle komplett von der Pharmaindustrie finanziert werden. Aber außerhalb der Medizin gibt es so etwas offensichtlich, und die Medien scheinen sich gar nicht dafür zu interessieren ...

M: ... das lässt sich schnell ändern.

D: Ich finde jedenfalls, die Wissenschaft ist es der Gesellschaft schuldig, transparent zu sein und von denjenigen, die in ihrem Namen sprechen, Transparenz einzufordern.

3

Die Pandemie und die Medien

»Wenn Virologen wie Popstars durch die Medien gereicht werden« – Kritische Fragen zur Pandemie-Berichterstattung

M: Im November 2021 haben Sie eine Laudatio bei der Verleihung des renommierten Hanns-Joachim-Friedrichs-Preises in Köln gehalten. Darin forderten Sie, dass »die Medien« ihre Rolle in der Pandemie aufarbeiten müssten. »Eine Nachbesinnung ist nicht nur in der Politik und der Wissenschaft, sondern unbedingt auch im Journalismus nötig«, sagten Sie und fragten, wie viel Personalisierung und Zuspitzung nötig sei: »In einer Pandemie kostet unverantwortliches Handeln Menschenleben.«[1]

D: Diese Nachbesinnung sehe ich bisher viel zu wenig. Die Medien kritisieren alle Bereiche der Gesellschaft, und das ist auch gut so. Wer sonst sollte es tun? Aber gewisse Mechanismen zur Selbstkontrolle sollten auch bei den Medien selbst greifen. Medien mit großer Reichweite sind die vierte Macht im Staat, und diese Macht wird ja auch ausgeübt.

M: Oft wird sogar der Begriff von einer »vierten Gewalt« verwendet, auch in meinem Berufsstand. Ich mag ihn nicht, er ist falsch, er ist eine Anmaßung. Es gibt drei Gewalten im Staat – so steht es in der Verfassung. Aber Medien haben eine bedeutende, eine kontrollierende Funktion. Sie haben sehr früh in der Pandemie damit begonnen, die Medien zu kritisieren. Dabei hat mich etwas an Ihren Formulierungen stets gestört: *Die* Medien gibt es genauso wenig, wie es *die* Wissenschaft oder *die* Politik gibt. Sie fordern in unserem Gespräch immer wieder, zu differenzieren, völlig zu Recht. Aber dann sollten Sie auch selbst differenzieren.

D: Da haben Sie recht. Ich habe meine Medienkritik gerade am Anfang der Pandemie breit formuliert, obwohl das gar nicht meiner Auffassung entspricht. Was ich gemeint habe, betrifft vielleicht zehn Prozent aller Medien oder sogar noch weniger. Nur ist es schwierig, das jeweils konkret zu benennen.

M: Täuscht mich der Eindruck, dass Sie die Laudatio auch deshalb gehalten haben, weil Sie persönlich betroffen waren und erschrocken über die mediale Berichterstattung in der Pandemie?

D: Da gab es sicherlich einen emotionalen Grund bei mir. Aber es gab auch einen sachlichen Grund. Ich bin nun mal kein Medienprofi, und ich habe mich nicht durch jahrelanges Medientraining daran gewöhnt, wie dort mit Sachthemen oder Personen umgegangen wird. Wenn man aus dieser unvoreingenommenen Warte sieht, was in manchen Zeitungen und auch immer wieder im Fernsehen aus einem Thema gemacht wird, in das man selbst involviert ist, dann erschrickt man schon. Und man fragt sich: Ist das bei anderen Themen auch so? Werde ich da genauso an der Sache vorbei informiert? So unpräzise?

M: Ich schlage vor, dass ich Ihnen jetzt erst einmal zuhöre.

D: Es geht um einen kleinen Bruchteil, wie gesagt, weniger als zehn Prozent der Medienquellen, würde ich sagen. Ich meine diejenigen, die fortgesetzt für eine verharmlosende Berichterstattung gesorgt haben, meist mit maßnahmen- und impfkritischen Kommentaren oder Gastbeiträgen, oft auf Personen statt auf das Thema abzielend. Das endete immer erst, wenn die Intensivstationen an ihre Grenzen stießen und Menschen starben. Mir ist stets geraten worden, einzelne Medienquellen nicht namentlich zu nennen. Aber es ist ja jedermann klar, welche Zeitungen auf diese Weise berichtet haben. Das fokussiere ich hier ausdrücklich nicht auf die *Bild*-Zeitung, deren Berichterstattung sich seit den personellen Veränderungen deutlich verändert hat.

M: Sie meinen die Abberufung von Julian Reichelt als Chefredakteur im Oktober 2021 durch den Springer-Verlag.[2]

D: Mehrere Zeitungen und Zeitschriften, auch solche, die nicht dem Boulevardjournalismus zugeordnet werden, nahmen dauerhaft eine kritische Haltung gegenüber den Maßnahmen zur Pandemiebekämpfung ein, sei es in Bezug auf Ausgangssperren oder Impfungen. Natürlich sollen freie Medien Kritik an jeglichem Regierungshandeln üben dürfen. Aber bestimmte Redaktionen vertraten einfach eine festgefügte Haltung, die sich selbst durch härteste wissenschaftliche Fakten nicht beirren ließ. Das bedeutet für Laien wie mich eine klare Verletzung journalistischer Standards.

M: Es wäre einfacher, mit Ihnen darüber zu diskutieren, wenn Sie nicht so vage blieben.

D: Ich will hier aber nicht konkreter werden. Sie wissen, für mich ging das auch mit persönlichen Angriffen durch Journalisten einher – vielleicht kann ich darüber sprechen, das ist ja auch öffentlich dokumentiert. Im Fall von *Bild*, *Welt* und *Cicero* gab es auf Twitter immer wieder völlig an den Haaren herbeigezogene Darstellungen über mich durch Mitglieder dieser Redaktionen, auch direkte Angriffe. Es gab Zeiten, da wurde dort auch meine persönliche Integrität infrage gestellt, und ich bekam am selben Tag vom selben Journalisten eine offizielle Anfrage zu einer laufenden »Recherche«, voller Unterstellungen, offiziell eingereicht über die Pressestelle der Charité. Ein *Bild*-Reporter hat tatsächlich mal auf Twitter eine Kampagne unter dem Hashtag #DrostenLuegt gegen mich gestartet.[3] Das muss man sich mal vor Augen führen! Ein anderer hat mir auf Twitter unterstellt, ich würde eine parlamentarische Fraktion im Bundestag beeinflussen. Ich bekam Hassbotschaften ohne Ende. Als ich daraufhin meinen Beratungstermin in der besagten Parlamentsfraktion absagte, stellte die *Bild*-Zeitung es umgehend so dar, als sei ich ausgeladen worden.[4] Das war noch zu der Zeit, als Herr Reichelt dort Chefredakteur war. Die Leserinnen und Leser sehen das alles nicht, sie glauben, objektiv informiert zu werden. Doch auf solche Weise wird nicht über das Geschehen berichtet, sondern das Geschehen wird durch Journalisten fabriziert. Ich habe mehrmals erlebt, dass Zeitungen über Auseinandersetzungen berichtet haben, die deren eigene Mitarbeiter auf Twitter provoziert haben.

M: Ich würde gern verstehen, warum Sie das bis heute so beschäftigt. Denn wahr ist ja auch, dass während dieser Pandemie kein Wissenschaftler eine derartige Prominenz erlangt hat wie Sie. Sie haben sicherlich Kritiker und auch Gegner, aber Ihnen wird auch viel Respekt entgegengebracht. Schon im Mai 2020 schafften Sie es auf den Titel des *Spiegel*.

D: Auch das habe ich mir nicht gewünscht. Ich hatte nicht vor, aus medialer Bekanntheit Vorteile zu ziehen oder mir neue berufliche Wege zu erschließen. Und präsentiert wurde ich mit der Zeile »Verehrt und verhasst«, das war ganz schön zugespitzt.

M: ... was ich als ehemaliger Chefredakteur des Blattes nicht kommentieren mag.

D: Diese Fokussierung auf meine Person war mir schon allein deswegen unangenehm, weil ich wusste, dass da ein riesiges Problem auf uns zukommt, zu dessen Lösung ich ja auch nichts oder nur wenig beitragen konnte. Ich konnte aufklären und Hilfestellung leisten, mehr aber nicht. Die Darstellung einer Person in der Öffentlichkeit ist selten realistisch, jedenfalls war das meine Erfahrung. Nehmen Sie einen Auftritt in der Bundespressekonferenz. Die Kameras klicken, gesucht wird der eine Moment, der Gesichtsausdruck, bei dem man vermeintlich fragend, ratlos oder wütend aussieht. Selbst wenn dieser Ausdruck gar nicht das Befinden des Betreffenden widerspiegelt und sich in einem Sekundenbruchteil verändert, werden diese Bilder dann verkauft und in einem ganz anderen Zusammenhang verwendet. Ich habe mir mal den Spaß erlaubt, im Wollpullover in die Bundespressekonferenz zu gehen, weil dort immer diese Agenturfotos entstehen. Bis heute werde ich bei jeder Gelegenheit im Wollpullover gezeigt. Die Bilder sind bald drei Jahre alt und alle innerhalb von einer Stunde entstanden.

Ernst, nachdenklich, betroffen, sauer, lachend, entspannt, alles zu haben. Das wird dann zur Illustration von Zeitungsartikeln verwendet, die mit dem Bild in keinem Zusammenhang stehen. Und die Leserinnen und Leser sehen vor allem das Bild und die Schlagzeile, die ebenfalls oft wenig mit dem Inhalt des Berichts zu tun hat. Was mich angeht, kann ich das verkraften. Aber nachdem ich in der Pandemie viele Politikerinnen und Politiker kennengelernt habe, weiß ich, dass auch deren öffentliches Bild und die Realität oft nicht viel miteinander zu tun haben. Wer hält das aus? Was denken die Leute? Es entsteht ein karikaturhaftes Bild von der gesamten Politik. Das hat man dann im Kopf, wenn man sein Kreuzchen bei der Wahl macht.

M: »Wenn Virologen wie Popstars durch die Medien gereicht werden, um die politischen Entscheidungen zu erklären, dann stimmt da etwas in der Aufgabenverteilung nicht mehr«, lautet ein Zitat von Friedrich Merz.[5]

D: Popstars, im Ernst? Menschen starben oder verloren ihre Existenz. Frühzeitig habe ich nach einem Weg gesucht, weiterhin während der Pandemie öffentlich Hilfestellung zu leisten, mich aber gleichzeitig zurückzuziehen, vor allem aus dem Fernsehen. Ich war nur in drei Talkshows, ganz am Anfang der Pandemie, immer bei Maybrit Illner. Beim letzten Mal konnte sie mich nur noch überreden, weil mir die Maskenbildnerin versprochen hatte, mir vor der Sendung die Haare zu schneiden. Die Friseurläden mussten ja schließen …

M: Dabei waren damals die Talkshows, wenn man die Menschen erreichen wollte, ein großer Hebel. Und das wollten Sie doch: die Menschen erreichen.

D: Talkshows wurden viel geschaut und hatten eine echte Servicefunktion, das half bei der Einordnung des Geschehens. Aber nach jeder Talkshow kam auch viel negatives Feedback über Mails, man erreichte eben sehr breite Bevölkerungskreise. Zugleich bemerkte ich, dass der Podcast die Komplexität und Differenziertheit des Pandemiegeschehens viel besser vermitteln konnte. Ich habe es bereits erwähnt, auch wegen des exzellenten Wissenschaftsjournalismus, der mich dort begleitete.

M: Gerade zu Beginn der Pandemie waren viele Talkshows sehr gut, was Einordnung und Aufklärung betrifft. Später öffneten sich Politikerinnen und Politiker in der Sendung *Markus Lanz* wie kaum an einem anderen Ort. Sie berichteten darüber, was die schwierigen Entscheidungen in dieser historischen Ausnahmesituation mit ihnen persönlich machten. Das fand ich verdienstvoll. Dann kam eine Phase, in der zumindest einige Talksendungen in einen Mechanismus verfielen, für den sie zu Recht und oft kritisiert werden: Position, Gegenposition – die ständige Suche nach Zuspitzung. Ein Mechanismus, der im Journalismus insgesamt schnell dazu führen kann, Unsicherheit in Lautstärke zu verwandeln. Jeder Halbsatz, jeder falsche Gesichtsausdruck wird sogleich in den sozialen Medien emotionalisiert, personalisiert und skandalisiert. Der Medienwissenschaftler Bernhard Pörksen hatte dem Journalismus für die herausfordernden Zeiten der Pandemie früh eine gesunde Grundeinstellung empfohlen: Sagen, was ist – ohne dass man es selbst so ganz genau wissen kann.[6]

D: Manche Talkshows waren dann irgendwann nur noch auf Konflikt aus. Leute wurden nebeneinandergesetzt in der Hoffnung, dass sie sich streiten. Eine solche kategorische

Gegenüberstellung von Meinung und Gegenmeinung findet man in jedem gymnasialen Debattierclub, da kann man damit punkten. Aber da geht es um nichts, es ist eine rhetorische Übung. In der Pandemie hingegen wurden Talkshows zu einem Revier für Leute, die sich durch ständige Gegenrede eine öffentliche Rolle sicherten. Mit einer wissenschaftlichen Einschätzung der Situation hatte das oft wenig zu tun. Ich wollte mich nicht als Vertreter der wissenschaftlichen Mehrheitsmeinung solchen Leuten gegenübersetzen und ihnen dadurch Aufmerksamkeit verschaffen. Da stimmte die Verhältnismäßigkeit einfach nicht. Es gab viele Anfragen von Talkshows, aber ich wollte einfach nicht mehr hingehen. Eingeschaltet habe ich sie trotzdem.
Als Zuschauer habe ich mich über die Oberflächlichkeit mancher dieser Gesprächsrunden geärgert. Besonders nachlässig fand ich, dass oft nicht hart nachgefragt wurde. Wie kommen Sie zu dieser Meinung? Welchen Beleg haben Sie für Ihre Aussage? Talkshows haben doch Redaktionsteams, die führen ja auch Hintergrundgespräche. Denen muss es doch auffallen, wenn da jemand mit einer Meinung auf die Bühne kommt, die anderswo sehr kontrovers gesehen wird. In der Politik gehört das vielleicht einfach dazu, da spielt der Meinungsaspekt eine größere Rolle, man erwartet Positionierungen nach Parteizugehörigkeit. Aber bei Wissenschaftlern kann ich das schwer akzeptieren, hier zählen nur Fakten. In einer Pandemie hat jede öffentliche Stellungnahme Konsequenzen, daher ist es wichtig, sich der Folgen der eigenen Reichweite bewusst zu sein.
Eine gewisse Oberflächlichkeit gab es auch immer wieder bei Interviews, die ich mit Zeitungen geführt habe. Manchmal wurden Aussagen von mir nachträglich in Fragen umgewandelt, die den Fragesteller so aussehen ließen, als sei er bestens vorbereitet gewesen.

M: Zur Wirklichkeit gehört auch, dass mitunter im Nachhinein Antworten in Interviews hineingeschrieben werden, die nie gegeben wurden. In angelsächsischen Medien gibt es das nicht. Gesagt ist gesagt, heißt dort der Grundsatz. Die Autorisierung von längeren Interviews – jedenfalls solchen in Schriftform – hat der *Spiegel* in Deutschland mit eingeführt, mit der Institution des *Spiegel*-Gesprächs.[7]

D: Finden Sie das gut oder schlecht?

M: Der Grundgedanke war gut, einen langen und intensiven Austausch, der später gekürzt werden muss, dem Gesprächspartner oder der Gesprächspartnerin noch einmal vorzulegen. Doch was daraus allzu oft geworden ist, halte ich für falsch. Politikerinnen und Politiker streichen raus, was sie gesagt haben, aber dann nicht mehr gesagt haben wollen. Oder ihre Pressestellen tun dies. Oder Journalistinnen und Journalisten schreiben Fragen hinein, die nie gestellt wurden. Das ist bisweilen schon eine gegenseitige Zumutung. Ich habe inzwischen große Sympathie für den angelsächsischen Weg. Gesagt ist gesagt. Gefragt ist gefragt.

D: Für dieses Buch jedenfalls haben wir die Mitschnitte unserer Gespräche nachbearbeitet, das wäre auch gar nicht anders möglich gewesen. Das sollten wir hier auch mal zugeben.

M: Kennen Sie die Studie der Rudolf-Augstein-Stiftung, verfasst von Professoren der Johannes-Gutenberg-Universität Mainz und der Ludwig-Maximilians-Universität München zur medialen Berichterstattung in der Coronakrise? Sie untersuchte die Berichterstattung in elf deutschen Leitmedien – darunter *Bild*, *Spiegel* und die Nachrichtenformate von ARD und ZDF – für den Zeitraum vom 1. Januar 2020 bis Ende April 2021. Sehr lesenswert in ihrer Differenziertheit. Der Mythos etwa, dass die Medien die staatlichen Maßnahmen nicht kritisiert hätten, stimmt dieser Studie zufolge nicht. Oft hätten Medien sogar noch härtere und schnellere Maßnahmen gefordert als die Politik. Karl Lauterbach – und nicht mehr die Virologinnen und Virologen – sei mit der Zeit zu einem besonders häufig zitierten Experten aufgestiegen. Dies sei vermutlich geschehen, so die Studie, »weil viele Medien dessen harte Linie im Kampf gegen die Pandemie kannten und schätzten«.[8] Ich könnte jetzt mit weiteren Zitaten und Befunden aus der Studie fortfahren, das Ergebnis bliebe das gleiche: *Die* Berichterstattung gab es nicht. Wie immer gab es großartige und verantwortungsvolle Berichterstattung und solche, für die man sich nur schämen kann.

D: Ich finde es interessant, dass Sie einen wissenschaftlichen Beitrag über die Berichterstattung zur Pandemie zitieren, keinen medialen. Das beschreibt das Problem gut. Meine Kritik ist doch zuallererst eine Aufforderung an die Medien, vorbehaltlos und souverän auf ihre eigene Rolle in der Pandemie zurückzuschauen. Wir brauchen kritische – und selbstkritische – Medien heute mehr denn je, denn wir treten ins Zeitalter der Desinformation und der Fake News ein. Ich mache mir Sorgen. Die Pandemie hat da vieles losgetreten.

M: Ich störe mich immer noch an der Pauschalität. Es stimmt einfach nicht, dass es gar keine Kritik innerhalb der Medien selbst gab.

D: Welche meinen Sie zum Beispiel?

M: Das großartige Onlinemagazin *Übermedien* hat im November 2021 ein Stück des Medienjournalisten Stefan Niggemeier veröffentlicht. Es hieß: »*Bild* prangert an, dass die Politik gegen Corona nicht das getan hat, wogegen *Bild* gekämpft hat.« Das Boulevardblatt hatte kritisiert, dass die Corona-Maßnahmen zurückgefahren worden waren, »obwohl man ganz genau wusste, dass im Herbst die Zahlen explodieren«. *Übermedien* listete dann in allen Details die gesamte vorherige *Bild*-Berichterstattung auf, die vehement das Ende der Maßnahmen gefordert hatte.[9] Dieses Stück berührte einen in dieser Krise entscheidenden Punkt für alle Medien: Man konnte einfach falschliegen, so wie es auch in der Politik und in der Wissenschaft vorkam. Den »Freedom Day« mit dem Ende aller Pandemie-Maßnahmen oder ein Nein zur Impfpflicht forderten viele Medien, bevor sie dann das Gegenteil befürworteten. Aber damit hätten sie offen umgehen sollen. Es hätte sich in der Pandemie immer wieder gelohnt, zurückzuschauen und sich die eigenen Positionen und Überzeugungen noch einmal anzusehen. Das hätte womöglich den Ton verändert, in dem man andere kritisierte. Bis heute stoße ich auf bemerkenswerte Beispiele, wo die Rolle der Medien in der Pandemie reflektiert wird, sei es aus der Medienwissenschaft oder von den Medien selbst.[10] Sie haben unbedingt recht, es kann und müsste mehr sein. Aber weniger als aus der Wissenschaft ist es nun auch nicht.

D: Ich stimme Ihnen zu, dass es in Sachen Systemkritik auch für die Wissenschaft einiges zu tun gibt. Nur würde ich mir von den Medien mehr erhoffen, als nur gelegentlich einen Artikel zu diesem Thema zu veröffentlichen. In der Wissenschaft würde eine solche Selbstreflexion normalerweise zunächst abseits der Öffentlichkeit stattfinden, bevor die Ergebnisse veröffentlicht werden. Mir geht es um eine kritische Reflexion des Umgangs mit der Pandemie. Aber vielleicht ist das keine realistische Vorstellung, vielleicht geht das nicht, vielleicht spielt auch Angst eine Rolle. Nach all den Vorkommnissen haben sich zumindest einige der öffentlich aktiven Wissenschaftler vollständig aus den Medien zurückgezogen.

M: Dass die Wissenschaft sich aus Angst gar nicht mehr zu Wort gemeldet hätte, entspricht nicht meiner Wahrnehmung. Sie tat es doch. Als die *Bild*-Zeitung im Dezember 2021 unter der Überschrift »Die Lockdown-Macher« und der Unterzeile »Experten-Trio schenkt uns Frust zum Fest« drei Wissenschaftlerinnen und Wissenschaftler mit Fotos zeigte und sie damit persönlich für die Einschränkungen zum Weihnachtsfest verantwortlich machte,[11] gab es heftigsten Protest aus der Wissenschaft, darunter von der Berliner Humboldt-Universität, der Leopoldina, der Max-Planck-Gesellschaft und der Hochschulrektorenkonferenz. Der Presserat wurde mit der Begründung eingeschaltet, mit dieser Form der Berichterstattung werde suggeriert, die Wissenschaft und nicht die Politik treffe die Entscheidungen. Weiter hieß es, »diese Art der journalistischen Darstellung ist in den Debatten um den Zusammenhalt der Gesellschaft in Pandemie-Zeiten gefährlich und verantwortungslos«.[12]

D: Die Kollegen wurden dadurch trotzdem beschädigt, da nützen solche Stellungnahmen leider nichts, sie haben ja gar nicht die Reichweite der primären Berichterstattung. Aber es stimmt: Das war endlich der Moment, als viele in der Wissenschaft erkannten, dass man sich nicht mehr vornehm heraushalten und wegducken kann, dass man sich auch mal wehren muss. Nur: Alle seriösen Wissenschaftlerinnen und

Wissenschaftler wissen inzwischen, dass man sich gegen solche Kampagnen kaum wehren kann. Wenn einem so etwas passiert, erfährt man im Kollegenkreis viel Solidarität, aber nicht in der Öffentlichkeit. Aus Angst.

M: Der Presserat hat sich später mit den Beschwerden beschäftigt und sie zurückgewiesen. In der Begründung hieß es: »Die von der Redaktion vorgenommene Bezeichnung der drei Experten als ›Lockdown-Macher‹ hat einen Tatsachenkern und verletzt deshalb nicht die journalistische Sorgfaltspflicht nach Ziffer 2.« Die Bezeichnung »Lockdown-Macher« sei daher eine zulässige Zuspitzung, pointiert und streitbar, »jedoch von der Meinungsfreiheit gedeckt«. Die Experten hätten sich durch Medienauftritte selbst in die Öffentlichkeit begeben »und müssen es hinnehmen, auch persönlich kritisiert zu werden«.[13] Bemerkenswert fand ich, dass die *Bild*-Zeitung dann als Nachfolger von Julian Reichelt schnell einen neuen Chefredakteur bekam, den Journalisten Johannes Boie. Der organisierte ein öffentliches Gespräch, an dem auch Michael Meyer-Hermann und Viola Priesemann teilnahmen. Boie nannte dort den inkriminierten Artikel »absolut unglücklich« und erklärte, er würde »ihn so nicht noch einmal drucken«.[14]

D: Ich glaube gerne, dass Herr Boie diesen Artikel bedauert hat, und das öffentlich zu sagen, war eine gute Geste von ihm. Nur haben solche Relativierungen, wie schon gesagt, nicht die Reichweite des ursprünglichen Artikels.

M: Über diese Veranstaltung ist sehr breit berichtet worden.

D: Aber das ist die Ausnahme. Normalerweise gibt es den großen Aufmacher, und wenn der korrigiert werden muss, bringt man eine minimale einspaltige Richtigstellung irgendwo im Kleingedruckten. Der Schaden für die Betroffenen ist dann längst eingetreten und kaum mehr zu reparieren. Und was die Einschätzung des Presserats betrifft, bin ich skeptisch. Sehen Sie heute noch eine oder einen von den Kollegen in der Öffentlichkeit? Ich kenne alle drei von der *Bild*-Zeitung damals Angegriffenen persönlich. Keine und keiner von ihnen ist auf Selbstdarstellung aus, alle arbeiten weiter aufrichtig in der Wissenschaft und zeigen keinerlei Bedürfnis, über den Weg der Popularität in andere Bereiche zu gehen, in die Politik oder in die Medien etwa. Daran sieht man, dass das Argument des Presserats, sie hätten sich ja selbst in die Öffentlichkeit begeben, unfair ist. Es gab zur damaligen Zeit für verantwortungsvolle, sozial engagierte Wissenschaftlerinnen und Wissenschaftler eben einen altruistischen Grund zur Aufklärung der Bevölkerung. Das hätte der Presserat berücksichtigen müssen. Es kam dann leider dazu, dass medienunerfahrene Wissenschaftler Bedenken bekamen, sich überhaupt noch öffentlich zu äußern, egal, ob die Anprangerung nur von wenigen Medien ausging. Ich habe es direkt von Kolleginnen und Kollegen gehört und auch persönlich erfahren.

M: Die Charité hat schnell dafür gesorgt, dass Ihnen eine der renommiertesten deutschen Anwaltskanzleien zur Seite stand.

D: Das braucht man leider wohl, wenn man auf diese Art in der Öffentlichkeit steht.

M: Lassen Sie uns über die Bereitschaft der Medien zur Selbstkritik sprechen. Richtig ist, dass diese allzu oft nicht ausreichend existiert. Ein Befund, der nicht nur für

Deutschland gilt. Ich erinnere mich an eine Geschichte, die mir mal mein damaliger Chefredakteurskollege Alan Rusbridger vom *Guardian* erzählte. Der *Guardian* hatte herausgefunden, dass ein britisches Boulevardblatt Prominente und Mitglieder des Königshauses abgehört hatte, aber kaum eine andere Zeitung in Großbritannien wollte darüber berichten. »*Dog does not eat dog, Alan, you know that*«, sagten seine Chefredakteurskollegen zur Begründung. Rusbridger nannte dies »unser Enron, unser Volkswagen, unsere Finanzkrise« – und meinte damit das Glaubwürdigkeitsproblem, das wir haben, wenn wir an uns selbst nicht die gleichen Maßstäbe anlegen, die wir an alle anderen anlegen.

D: So ist es. Glauben Sie mir, das fällt allen auf, die wach durchs Leben gehen.

M: Der Gedanke dieser Pflicht zur gegenseitigen Kontrolle ist alt. Im Jahr 1942, also mitten im Krieg, nahmen *Time* und die *Encyclopedia Britannica* mehr als 200 000 Dollar in die Hand, um den Zustand und die Zukunft der Presse zu untersuchen. 1946 waren sie mit ihrem Bericht fertig. Darin hieß es: »Wir empfehlen, dass die Angehörigen der Presse sich in intensiver gegenseitiger Kritik üben. Ein hoher professioneller Standard wird kaum erreicht werden, solange die Fehler und Irrtümer, die Betrügereien und Verbrechen einzelner Pressevertreter von anderen Mitgliedern des Berufsstandes schweigend übergangen werden. Wenn die Presse rechenschaftspflichtig sein soll – und das muss sie sein, wenn sie weiterhin frei bleiben soll –, müssen sich ihre Mitglieder gegenseitig mit dem einzigen Mittel disziplinieren, welches ihnen zur Verfügung steht, nämlich dem der öffentlichen Kritik.«[15]

D: Das ist eine Idealvorstellung.

M: Es ist eine Aufgabe für alle, die Verantwortung in den Medien tragen. Als ich Chefredakteur des *Spiegel* wurde, war einer meiner ersten Besucher ein Kollege eines bedeutenden Blattes. Er schlug eine Art Nichtangriffspakt vor. Wir nicht gegen sie. Sie nicht gegen uns. Das fand ich echt atemberaubend. Und so kam es dann auch nicht. Aber auch ich habe in meinen Jahren als Chefredakteur im Bereich der Medienberichterstattung Fehler gemacht. Ich war nicht immer frei von dem Gedanken, wer dann wohl im Gegenzug den *Spiegel* kritisieren würde. Und ich war auch nicht immer frei davon, Leute zu schonen, die ich kannte und mochte.

D: Ich kann mir sehr gut vorstellen, dass man sich da gegenseitig beäugt. Manchmal habe ich in Interviews gemerkt, dass man sich vielleicht wünschte, ich würde etwas gegen die journalistische Konkurrenz sagen. Aber ich finde eben, dass Journalisten sich vor allem auch mal gegenseitig in der Öffentlichkeit kritisieren sollten.

M: Haben Sie eigentlich die im September 2021 stattgefundene Kontroverse zwischen Jan Böhmermann und Markus Lanz verfolgt?

D: Ja, klar. Immerhin zwei der prominentesten Gesichter des ZDF, die bei einer Diskussion mit dem *ZEIT*-Chefredakteur Giovanni di Lorenzo öffentlich über die Pandemie-Berichterstattung stritten.[16]

M: Böhmermann warf Lanz in dieser Diskussion vor, in seine Sendung Virologen eingeladen zu haben, deren Haltung

»durchtränkt von Menschenfeindlichkeit« sei. Er nannte die Namen Hendrik Streeck und Alexander Kekulé.

D: Keiner von den beiden Genannten ist menschenfeindlich. Ich glaube, das hat er auch nicht gemeint. Vielleicht muss man sich mal den Common Sense klarmachen, der Herrn Böhmermann leitete. Er bezog sich auf die Zeit vor der Impfung. Die Armen, Alten und Kranken konnten sich nicht in »Eigenverantwortung« schützen, wie es oft bei Lanz postuliert wurde. Es ist doch inhuman, wenn man das ausblendet. Was da gerade im Sommer und Herbst 2020 immer wieder in der Sendung von Lanz geäußert wurde, war nun mal angesichts der Datenlage weder richtig noch verantwortungsvoll. Nur um ein Beispiel zu nennen: Man hat anhand der Inzidenz auf der Südhalbkugel ganz klar gesehen, dass eine Winterwelle kommen würde. In den USA lief die Inzidenz sogar in den Sommermonaten einfach weiter. Aber bei Lanz wurde eine Winterwelle unwidersprochen in Zweifel gezogen. Dadurch sahen dann die Kontrollmaßnahmen übertrieben aus, so lautete in etwa die Schlussfolgerung aus diesen Sendungen, und daraus entstand dann die Vorstellung, dass man doch lieber gleich »mit dem Virus leben« solle, was einer im Ungefähren gelassenen Durchseuchungsstrategie gleichkam.

Die Rolle des Gastes ist die eine Seite. Auf der anderen Seite trägt aber auch der Gastgeber einen Teil der Verantwortung, wenn er Interviewpartner immer wieder mit ihren strittigen Positionen auftreten und diese weitgehend unhinterfragt stehen lässt. Später hieß es dann schon mal bei Lanz, wie man die Gefahr habe übersehen können. Dass Böhmermann in dieser ZEIT-Diskussion den Mut hatte, jemanden wie Lanz so anzugehen und ihm mal zu sagen, welchen Positionen er da immer wieder die Bühne bereitet, das fand ich völlig in Ordnung. Es ging ja nicht nur um die Einschätzung zur Winterwelle und die Zweifel an Impfungen und Kontrollmaßnahmen. Es gab in der Sendung auch immer wieder Gesprächssituationen, in denen der Nutzen oder die Nebenwirkungen von Impfungen auf eine Weise dargestellt wurden, die für das Impfvertrauen nicht gerade hilfreich war. Das machen die Gäste nicht allein. Die Art zu fragen, auch die Darstellung der begleitenden Informationen, das alles spielt dabei eine wichtige Rolle.

M: Mechanismen kann man immer kritisieren, aber die Formulierung »Menschenfeindlichkeit« fand ich maßlos. Hier geht es aber noch um etwas anderes: »Wer legt fest, was ein guter Gast ist?«, fragte Lanz in der Diskussion damals Böhmermann. Karl Lauterbach, Politiker und Epidemiologe, war einer der Dauergäste von Markus Lanz. Und Hendrik Streeck, der in der Pandemie oft eine andere Position als Sie einnahm, war Mitglied im Beratungsgremium von Jens Spahn, er saß in Laschets Expertenkommission und später gemeinsam mit Ihnen im von Olaf Scholz eingesetzten Expertenrat der Bundesregierung. Er hat einen Lehrstuhl für Virologie an der Universität in Bonn, er ist dort Ihr Nachfolger. Wenn so jemand in Talkshows eingeladen oder von Medien zitiert wird, vertritt er doch keine abseitige Stimme oder Position. In der Wissenschaft herrschte einfach keine Einigkeit.

D: Dem würde ich widersprechen. Vielleicht herrschte Uneinigkeit unter den wenigen öffentlich auftretenden Experten, aber innerhalb der wissenschaftlichen Fachgemeinschaften waren, wie bereits erwähnt, die wesentlichen Einschätzungen unstrittig. Ich erinnere nur an die Stellungnahmen der Gesellschaft für Virologie oder der Leopoldina, die wir schon zitiert haben. Auch andere wissenschaftliche Gruppen und Gesellschaften äußerten sich im gleichen Sinne. Und auch zwischen den Wissenschaftsdisziplinen gab es zu den grundlegenden virologisch-epidemiologischen Fragen Einigkeit. Von der Öffentlichkeit kann man nicht erwarten, dass alle diese Stellungnahmen gelesen werden. Aber es ist ja gerade die Aufgabe des Journalismus, die Positionen der Wissenschaft zu vermitteln. Dazu gehört nicht nur, ein paar Einzelpersonen zu Wort kommen zu lassen, sondern eben auch den Hintergrund zu recherchieren. Jedenfalls erwarte ich das von Journalisten mit einer Reichweite und einem Qualitätsanspruch wie Markus Lanz.

M: In Diskussionen, wie wir sie hier führen, fällt schnell der Begriff der »False Balance« – der falschen Ausgewogenheit. Damit ist das Phänomen der medialen Verzerrung gemeint, bei der vor allem im Wissenschaftsjournalismus einer Minderheitsmeinung oder sogar völligen Außenseitern unverhältnismäßig viel Raum eingeräumt wird. Die BBC hat dafür Standards definiert. Einer lautet: »Um Unparteilichkeit zu erreichen, braucht man in der BBC-Berichterstattung keine absoluten Leugner des Klimawandels, so wie man auch niemanden benötigt, der bestreitet, dass Manchester United letzten Samstag 2:0 gewonnen hat.«[17] So weit, so einfach. Aber was gilt eigentlich, wenn sich selbst Lehrstuhlinhaber für Virologie in einer Pandemie nicht zusammensetzen, um zu klären, wie die Lage einzuschätzen ist? Wie sollen es dann die Medien wissen?

D: Indem sie recherchieren. Die Stellungnahmen der Gesellschaft für Virologie sind ja gerade von einer großen Gruppe deutschsprachiger Lehrstuhlinhaber geschrieben worden. Und ausländische Akademien und Gremien haben Gleichlautendes zu Papier gebracht. Ich habe oft das Gefühl, dass man einfach schaut, wer vor Kurzem woanders interviewt wurde oder letzte Woche bei der Konkurrenz im Talkshowsessel gesessen hat. Und vor allem, was der oder die da gesagt hat. Es ist doch so: Jemand, der immer kontrovers argumentiert und viel Gegenrede provoziert, ist ein interessanterer Talkshowgast oder Interviewpartner als jemand, der rein sachlich argumentiert.

M: In der bereits erwähnten Studie der Gutenberg-Universität und der LMU findet sich diese Empfehlung: »Wo Aussagen über einen möglichen Konsens nicht vorliegen, sollten Möglichkeiten gesucht werden, diesen über breitere Befragungen von Expertinnen und Experten oder systematische eigenständige Recherchen zu untersuchen. Im Vordergrund sollte dabei die wissenschaftliche Expertise der Gesprächspartner stehen und nicht die Übereinstimmung der (vermuteten oder bekannten) Position des Experten mit dem, was Journalistinnen und Journalisten selbst denken oder zum Ausdruck bringen möchten.«[18] Eine notwendige Erinnerung an die Unvoreingenommenheit, die in unserem Beruf von zentraler Bedeutung ist. Und deshalb ein guter Vorschlag. Stimmen Sie zu?

D: Ja, das ist genau das, was ich meine. Es wäre gut, wenn sich innerhalb des Journalismus zu dieser Vorgehensweise ein Konsens bilden würde. Aber natürlich ist hier auch die Wissenschaft gefragt. Es reicht offensichtlich nicht, eine Stellungnahme zu schreiben und dann zu erwarten, dass die Medien diese aufmerksam lesen und auch sehen, wer sie unterzeichnet hat und wer nicht. Nur ist es nicht Aufgabe der Wissenschaft, die Medien anzusprechen, es sind doch die Medien, die ihre Gesprächspartner auswählen. Es gab leider eine ganze Reihe von Personen innerhalb der Wissenschaft oder aus ihrem Umfeld, die in wesentlichen Aspekten auf breiter Bühne Minderheitsmeinungen oder sogar nachweisbar falsche Einschätzungen verbreitet haben. Von den Medien sollte man ein Mindestmaß an Recherche und Qualitätssicherung verlangen können. Das wissenschaftliche Spezialgebiet einer Person lässt sich zum Beispiel aus der öffentlich einsehbaren Publikationsliste ablesen. Angemessen wäre es auch gewesen, Stellungnahmen zu lesen oder Universitätsinstitute zu kontaktieren, um den aktuellen Stand der wissenschaftlichen Erkenntnisse zu ermitteln. Dabei helfen die Pressestellen der Universitäten gern. Außerdem stehen auch Wissenschaftsorganisationen wie die Helmholtz- und die Leibniz-Gemeinschaft oder die Max-Planck-Gesellschaft zur Verfügung. Man kann auch Akademien und Fachgesellschaften um Empfehlungen für Interviewpartner bitten, die solche Hilfestellung gern anbieten. Die Leopoldina und die Österreichische Akademie der Wissenschaften haben in einem Thesenpapier viele gute Impulse für das Agieren von Wissenschaftlern in der Öffentlichkeit und in der Politikberatung gegeben, alles unter dem Eindruck der Pandemie. Dort steht geschrieben: »Aufgrund ihrer Unabhängigkeit und ihres fachlichen Überblicks können Akademien rasch und zuverlässig erklären, wer die maßgeblichen Personen mit entsprechender Kompetenz in einem bestimmten Themenfeld sind. Dies erhöht die Chance, dass wissenschaftliche Exzellenz und nicht (partei)politische Erwägungen oder medialer Einfluss die entscheidende Rolle bei der Besetzung von Beratungskommissionen spielen.«[19] Diese Passage war auf die Politikberatung gemünzt, gilt aber genauso für die Medien.

M: Einen wichtigen Punkt haben wir noch gar nicht angesprochen: Waren die Medien eigentlich gut genug darin, jene

Fragen zu stellen, die die Politik ignoriert oder ausgespart hat – entweder aus taktischen oder aus politischen Gründen? Denn darin liegt ja die besondere Rolle des Journalismus, als Korrektiv, als eigenständiger Taktgeber zu wirken, als Nachdenkhilfe. Hier fällt meine Bilanz nicht gut aus: Die Berichterstattung erschien zu oft zu einförmig, zu ähnlich in den Positionen. Ein Beispiel hierfür ist die Impfpflicht, die plötzlich von weiten Teilen der Politik befürwortet wurde, was dann viele Medien kritiklos übernommen haben. Obwohl es durchaus gewichtige Gründe für diese Position gab, existierten auch gute Argumente gegen eine Impfpflicht. Über sie habe ich aber wenig gelesen oder gehört. Ein weiteres Beispiel: Es hätte mehr kritische Berichterstattung über die Frage benötigt, ob der Staat immer sensibel genug bei der Einschränkung grundgesetzlich garantierter Freiheitsrechte vorgegangen ist. Haben Sie eigentlich auch diese Zettel im Restaurant ausgefüllt?

D: Klar habe ich das. Aber das Thema der Einschränkung von Freiheitsrechten sehe ich nicht als blinden Fleck, das spielte doch immer wieder eine Rolle.

M: Nicht so schnell, diese Zettel im Restaurant stehen für ein größeres Problem. Der Staat ließ in einer absoluten Ausnahmesituation Daten erheben, die ihn ansonsten nichts angehen würden. Wer sitzt wann mit wem zum Essen oder auf ein Bier zusammen? Dann begannen Bundesländer – allen voran Bayern –, die Daten für strafrechtliche Ermittlungen zu nutzen. Nicht nur für schwerste Straftaten, sondern auch nach einem einfachen Diebstahl oder einer Fahrerflucht.[20] Eine Tür war ein Stück weit geöffnet worden, und der Staat drückte sie einfach immer weiter auf. Das war eine echte Grenzüberschreitung. Sie geschah nicht am Anfang der

Pandemie, wie der Unsinn mit den Parkbänken, sondern mittendrin, als es Zeit genug gegeben hätte, eine Balance zwischen Gesundheitsschutz und Freiheitsrechten zu finden. Es gab zwar in den Medien Kritik an diesem Datenmissbrauch, aber sie blieb alles in allem verhalten.[21] Gerade bei den wesentlichen Fragen waren wir oft nicht gut genug, das gehört für mich zur Medienkritik dazu. Wir haben uns vor der Pandemie für diese Art von Gesundheitsrisiken zu wenig interessiert und später die Frage der globalen Impfgerechtigkeit weitgehend ignoriert. Auch die Kritik an den Schulschließungen kam nach meiner Erinnerung zu spät.

D: Das ist richtig. Zu Beginn der Pandemie, als die Schulschließungen und weitreichende Versammlungsverbote beschlossen wurden, ging es in den Medien doch vor allem um die Fußballstadien. Wie bekomme ich die Schlagzeile mit dem größten Aufsehen? In einem Interview mit mir wollte ein Journalist neben den Fußballstadien auch gleich das Thema Bordellschließungen ansprechen. Ich hätte das Gespräch am liebsten sofort abgebrochen. Und das war nicht einmal ein Boulevardblatt.

M: Sie wollten Ihre Punkte nennen, wo Sie Berichterstattung vermisst haben und heute noch vermissen. Ich bin gespannt.

D: Ich kann Ihnen mal drei Punkte nennen, die mir persönlich fehlten: Wie wurde an der Pandemie verdient? Um welche Themen dreht sich die Pandemie-Nachbearbeitung in anderen Ländern? Und was war eigentlich das politisch-gesellschaftliche Ziel unserer Pandemiekontrolle: Hatten offene Schulen oder hatte die Wirtschaft Priorität? Und haben wir unser Ziel erreicht? Wir diskutierten über Schweden und hoben die offenen Cafés hervor, ignorierten aber die dortige hohe Sterblichkeit in der ersten Welle. Wären offene Cafés, rückblickend oder bei einer nächsten Pandemie, auch unsere Priorität? Und noch etwas: Mir schien es so, als müsste sich die Intensivmedizin dafür verteidigen, dass sie überlastet war, als wäre das ein Partialinteresse einer Gruppe von Ärzten. Ich kann Ihnen sagen: In manchen Ländern wurden kranken alten Menschen Opioide verabreicht, weil es keine ausreichenden Intensivkapazitäten gab und diese Patienten ohnehin nur geringe Chancen hatten, eine Intensivtherapie zu überleben. Ich hätte mir gewünscht, dass die Medien diese schwierigen Fragen ernsthafter thematisiert hätten. Denn davon hängen doch auch die Diskussionen um zukünftige Prioritäten ab.

Und eine Sache höre oder lese ich bisher in den Medien gar nicht: die Tatsache, dass wir trotz allem die Pandemie im Vergleich zu anderen Ländern gut überstanden haben. Es wäre hilfreich, wirklich einmal genau herauszuarbeiten, was gut lief.[22] Wir neigen dazu, uns auf das Negative zu fokussieren, und landen fast ausschließlich beim Thema Schulschließungen. Diese Botschaft ist angekommen, denke ich. Aber damit ist die Aufarbeitung noch nicht abgeschlossen.

M: Zum Schluss dieses Teils unserer Diskussion: Würden Sie sich eigentlich noch einmal so in die Öffentlichkeit begeben?

D: Das würde auf die Situation ankommen.

M: Bereuen Sie es?

D: Ich hatte zu wenig Zeit, mich meiner Wissenschaft zu widmen. Meine ganze Forschungsarbeit hat nachhaltig darunter gelitten. Vorteile habe ich nicht davon gehabt.

M: Sie weichen aus. Es gibt immer wieder Menschen, die sich in die Öffentlichkeit begeben und hinterher für sich sagen: Das war eine gute oder eine schreckliche Erfahrung.

D: Ich finde das schwer vergleichbar. Es waren Millionen Menschen in Gefahr, sollte ich mich da raushalten, nur weil ich zwischendurch auch mal verprügelt wurde? Im Nachhinein betrachtet hatte ich berufliche und persönliche Nachteile. Aber mein Engagement hat anscheinend vielen Leuten geholfen. Bis heute bedanken sich Menschen auf der Straße bei mir. Ich würde mich in einer vergleichbaren Situation, wenn ich einer der wenigen Experten wäre, die etwas Wesentliches beizutragen haben, wieder der Verantwortung stellen.

4

Der Streit über die Herkunft des Coronavirus

»Für die Labor-Hypothese ist nichts Neues hinzugekommen« – Der Wildtiermarkt in Wuhan im Fokus

M: Für mich ist die Frage nach der Herkunft des Coronavirus eines der großen naturwissenschaftlichen Rätsel unserer Zeit. Hat die Natur oder der Mensch diese Büchse der Pandora in Wuhan geöffnet? Leider wird die Suche nach einer Antwort dadurch erschwert, dass diese Frage politisch so ungeheuer aufgeladen ist. Auch die Geheimdienste in verschiedenen Ländern spielen in dieser Geschichte eine nicht vollständig nachvollziehbare Rolle. Vor allem aber halte ich es für unverantwortlich, dass China die Suche nach dem Ursprung des Virus bis heute blockiert. Das ist noch schlimmer, als es schon bei SARS-CoV der Fall war. Sie sind Mitglied einer im Oktober 2021 von der WHO eingesetzten Kommission, der Scientific Advisory Group for the Origins of Novel Pathogens (SAGO). Deren Aufgabe ist es, die Herkunft des Virus ausfindig zu machen.[1]

D: Die SAGO-Kommission geht nicht nur der Frage nach, woher SARS-CoV-2 stammt, sondern sie beschäftigt sich auch damit, was die Wissenschaft tun sollte, wenn es wieder zu einer Pandemie oder einem großen Virusausbruch kommt. Welche Daten zum Beispiel gesichert werden sollten, damit es nicht ein weiteres Mal eine solche Datenlücke gibt, die dann Raum für Spekulationen bietet. Diese Gruppe arbeitet wie alle WHO-Kommissionen ehrenamtlich. Ihre Mitglieder wurden von der WHO ausgewählt, die öffentlich dazu aufgerufen hatte, sich dafür zu bewerben. Die Arbeit der Kommission unterliegt der Vertraulichkeit, um ganz und gar unvoreingenommen in alle Richtungen diskutieren zu können und auch Gespräche mit allen denkbaren Interessenvertretern zu ermöglichen. Allerdings habe ich in den internen Sitzungen keinerlei geheime Daten oder Dokumente gesehen, von denen ich hier nicht sprechen dürfte, denn sie sind inzwischen alle öffentlich. Das liegt daran, dass es sich hier um eine Kommission handelt, die sich mit wissenschaftlichen Daten befasst. Alle Argumente für oder gegen bestimmte Hypothesen wurden jeweils innerhalb von Wochen oder Monaten von denen, die sie der Kommission vorgelegt haben, publiziert. Als SAGO-Mitglied hat man also bestenfalls einen kleinen zeitlichen Informationsvorsprung. Und man erkennt leichter den roten Faden in der politisch doch ziemlich aufgeheizten Diskussion.

M: Fangen wir mal mit dem an, was man weiß: Chinesische Behauptungen, das Virus sei von außen in ihr Land eingeschleppt worden, entweder auf Tiefkühlkost oder durch US-Soldaten, die im Herbst 2019 an militärischen Sportveranstaltungen in Wuhan teilgenommen haben, dürfen wohl als sehr unwahrscheinlich oder als unwahr gelten.[2]

D: Formal kann man so etwas nicht völlig von der Hand weisen. Aber aus technischer Sicht ist es nicht sehr wahrscheinlich. Es gibt auch keine überzeugenden wissenschaftlichen Belege für solche Theorien.

M: Die chinesischen Staatsmedien und auch Vertreter der chinesischen Regierung fordern, die Suche nach dem Ursprung des Virus müsse sich endlich auf Fort Detrick konzentrieren. Dort befindet sich die führende biologische Forschungseinrichtung der USA.[3]

D: Lassen Sie es mich diplomatisch sagen: Es gibt eine Beobachtung, die von mir und auch von anderen geteilt wird, selbst wenn man kein Mitglied in der SAGO-Kommission ist.[4] Demnach scheint die anfängliche Sorge in China, dass da vielleicht etwas schiefgegangen ist, mit der Zeit geschwunden zu sein. Nachdem der Huanan-Markt sofort stillgelegt worden war und es in Wuhan den Lockdown gab, hörte man nur noch sehr wenig über Nachforschungen rund um den Markt. Die Tierarten, dazu gehören Karnivoren, Marderhunde und Schleichkatzen, die man hier im Verdacht haben müsste, wurden kaum ins Visier genommen. Ich kenne nur eine einzige Studie dazu, und die hat viel zu wenige Tiere der relevanten Arten getestet, um etwas auszusagen. Das müsste man viel systematischer machen.[5] Die Bedeutung dieser Tiere als Überträger kennen wir seit dem ersten SARS-Virus, das zur selben Virusart wie SARS-CoV-2 gehört und daher wahrscheinlich ähnliche Wege genommen hat. Dann gibt es noch Studien, in denen Fledermäuse getestet und das Virus nicht gefunden wurde. Auch hier ist die Zahl der getesteten Tiere relevanter Arten gering.[6] Solche Fragen lassen sich eben nicht durch einzelne Studien klären, dazu braucht es ein ganzes Forschungsprogramm.

M: Dabei sind Fledermäuse als Träger einer Vielzahl von Coronaviren bekannt, vor allem durch Forschungsergebnisse aus China.

D: Man hat das Gefühl, dass dort inzwischen alle denkbaren Theorien, die mit China zu tun haben, zurückgewiesen werden: Das Coronavirus kommt nicht aus einem chinesischen Labor, stammt nicht von chinesischen Tieren – und sowieso überhaupt nicht aus China. Selbst in den Studien zu Fledermäusen wird betont, die Arten, die mit SARS-CoV-2-verwandten Viren infiziert sind, kommen vor allem außerhalb von China vor.[7]

M: Weil es in China keine freie Wissenschaft und keine freien Medien gibt, erfahren wir auch die Fakten nicht, die das Regime unterdrückt – das ist der Preis der Diktatur. Weltweit besteht inzwischen weitgehend Konsens darüber, dass SARS-CoV-2 nicht durch genetische Manipulationen zustande gekommen sein kann, also durch bewusste Veränderungen. Und vor allem: Es gibt keinerlei Hinweise, dass es gezielt als biologische Waffe entwickelt wurde.

D: Es gibt keine wissenschaftlich haltbaren Hinweise auf eine genetische Manipulation. Formal auszuschließen ist so etwas aber nie, denn rein theoretisch müssen solche Manipulationen in Genomen keine Spuren hinterlassen. Wer also einen sicheren Ausschluss dieser Hypothese liefern möchte, müsste der anderen Hypothese nachgehen, nämlich das Virus oder seinen unmittelbaren Vorläufer in Tieren nachweisen.

M: Es bleiben also in jedem Fall zwei Theorien: Das Virus hat einen natürlichen Ursprung, oder es ist durch einen Unfall – etwa einen infizierten Mitarbeiter – aus dem Labor entwichen und hat sich dann verbreitet. Erzwungen durch ein eigens vom US-Kongress erlassenes Gesetz, haben die US-Geheimdienste im Juni 2023 endlich auf den Tisch gelegt, was sie wissen oder auch nicht wissen.[8] Wir erinnern uns: Unmittelbar nachdem das Virus in der Welt war, behauptete der damalige US-Präsident Donald Trump, er kenne sehr starke Belege der Geheimdienste, die bewiesen, dass es aus dem Labor in Wuhan stamme, aber er dürfe nicht darüber sprechen.[9]

D: Die Behauptungen von Trump haben der Aufklärung sicherlich nicht gedient.

M: WHO-Chef Tedros soll das Verhalten der USA und Chinas in dieser Frage einmal mit dem von zwei »Rüpeln auf dem Spielplatz« verglichen haben.[10] Beide Länder tragen eine Verantwortung dafür, dass wir bis heute keine Gewissheit haben, allerdings trifft das auf China in viel größerem Ausmaß zu. Das FBI und das Department of Energy halten eine Herkunft aus dem Labor für wahrscheinlich, vier andere US-Geheimdienste halten einen natürlichen Ursprung für wahrscheinlich. Die CIA sagt, sie könne gar nichts sagen. Alle Bewertungen aber wurden nur mit *»low confidence«* vorgenommen, das ist die niedrigste Stufe der Gewissheit in der Welt der Geheimdienste. Man weiß also nicht wirklich etwas und kann es schon gar nicht belegen.[11] Die WHO und die SAGO-Kommission haben Regierungen immer wieder gebeten, ihr Wissen zu teilen. Ist da je etwas gekommen?

D: Ohne jede Einschränkung kann ich sagen, dass die SAGO-Kommission offen für jede Überlegung ist. Wir haben uns sogar Theorien aus Quellen angehört, die, gelinde gesagt, nicht sonderlich seriös sind. Ich habe auch mehrere Bücher gelesen, die sich auf dem internationalen Buchmarkt sehr gut verkaufen, und mir ernsthaft Gedanken darüber gemacht, ob etwas an den dort vorgetragenen Einschätzungen dran sein könnte. Etwa, dass es Hinweise auf das Vorhandensein des Virus im Wuhan-Institut für Virologie gäbe, dass sich Leute im Labor oder sogar schon bei der Feldarbeit daran infiziert hätten und so weiter. Die Bücher sind rasant geschrieben, aber leider voller Denkfehler. Sie zeigen, dass die Autoren nicht wissen, worüber sie schreiben, weil sie von der Virologie nicht genug verstehen und weil sie sich nicht die Mühe gemacht haben, Daten anzuschauen und zu analysieren. Meistens geht es bloß um Koinzidenzen mit geringer Aussagekraft wie »ausgerechnet in Wuhan, wo eine bekannte Virologie-Gruppe an Coronaviren arbeitet, bricht ein Coronavirus aus«. Wer so argumentiert, fordert die Gegenfrage heraus: An wie vielen Orten wird denn noch an Coronaviren gearbeitet, ohne dass es zu einem Ausbruch gekommen ist? Oder: An wie vielen Orten brachen in der Vergangenheit Coronaviren aus, ohne dass dort ein Labor war? Manche Geschichten verkaufen sich eben einfach gut. Die WHO hat natürlich auch Regierungen gebeten, uns zu unterstützen. Ich habe aber nie etwas davon mitbekommen.

M: Und was denken Sie: Woher kommt das Virus?

D: Für die Labor-Hypothese ist seit 2020 nichts Neues hinzugekommen. Die wissenschaftlich am besten belegte These lautet, dass das Virus vom Tier auf den Menschen übertragen wurde und dabei der Markt in Wuhan eine zentrale Rolle gespielt hat. Der Markt wurde, wie schon gesagt, sehr schnell nach Ausbruch der Pandemie geschlossen, und die dort verkauften Tiere, darunter auch Marderhunde, wurden gekeult.[12]

M: Sie haben die wissenschaftliche Evidenzlage in der letzten Sitzung des Corona-Expertenrates im Kanzleramt zusammengefasst. Das war im April 2023, in der 33. Sitzung dieses Gremiums.[13] Wer hat Sie um diesen Vortrag gebeten?

D: Das Kanzleramt, das den Expertenrat organisiert hat. Damals waren die Daten allerdings zum Teil noch nicht wissenschaftlich begutachtet. Inzwischen sind die einzelnen Belege veröffentlicht, und hier und da ist sogar etwas Neues dazugekommen.
Schon 2020 stellte sich heraus, dass auf dem Huanan-Markt entgegen anfänglichen Verlautbarungen nicht nur Fische, sondern eben auch jene Tierarten verkauft wurden, von denen auch die erste SARS-Epidemie ihren Ausgang nahm, unter anderem Marderhunde.[14] Dazu gab es eine wissenschaftliche Erhebung, die nicht aus Anlass der Pandemie gemacht wurde, sondern schon vorher was sie besonders wertvoll macht. Ein behördliches chinesisches Forscherteam hat dann Anfang 2020 Proben vom Markt untersucht, nachdem dieser geschlossen worden war.[15] Die Tiere waren da alle schon tot und entfernt. Aber in Abstrichproben von Oberflächen, etwa von Käfigen und dem Boden, oder auch anhand von Proben aus den Abflussrohren konnte man tatsächlich verdächtige Tiergattungen genetisch nachweisen. Allerdings waren die Proben nicht rein, das heißt, es kam oft genetisches Material von mehreren Tierarten und Menschen vor.
Die Autoren der Studie waren sich darüber hinaus nicht sicher hinsichtlich der genetischen Identifikation auf der

Ebene der unterschiedlichen Arten. Aber die Rohdaten aus dieser Studie kamen auf abenteuerliche Weise an die Öffentlichkeit: Eine Gendatenbank hatte das Material freigestellt, obwohl der zugehörige wissenschaftliche Aufsatz noch nicht öffentlich war. Anschließend hat ein internationales Team von Wissenschaftlern die Daten analysiert und später diese Analysen noch mal ergänzt, sodass nun auch die tatsächlichen Arten der vorhandenen Tiere feststehen.[16] Jetzt können wir sagen, dass eine genetisch sichere Identifikation von Marderhunden und Schleichkatzen aus den Marktproben gelungen ist. Fledermaus-DNA wurde übrigens nicht gefunden. Was mich nicht überrascht – denn auch 2002 bei der Entstehung von SARS haben Fledermäuse keine direkte Rolle gespielt. Fast alle Coronaviren stammen ursprünglich von Fledermäusen, aber für eine Infektion des Menschen brauchte es bei SARS eben Marderhunde oder Schleichkatzen als Zwischenwirte. In einigen der Marderhund-DNA enthaltenden Proben aus dem Jahr 2020 hat man das Erbgut von SARS-CoV-2 gefunden. Nun könnte man sagen, dass das nicht viel bedeutet, weil ja überall auch infizierte Menschen gewesen sein könnten, die vielleicht irgendwohin gespuckt oder gehustet haben. Durch eine räumliche Analyse der SARS-CoV-2-positiven Proben hat man aber zeigen können, dass diese sich besonders auf den Bereich des Marktes konzentrieren, wo eben Tiere gehandelt wurden.

M: Über die unhaltbaren Zustände auf diesen Märkten haben wir schon gesprochen.

D: Dort hat man auch besonders viel Marderhund-DNA im Vergleich zu anderen Tierarten gefunden. Deren Herkunft konnte man genetisch noch genauer bestimmen und Zentral- und/oder Südchina zuordnen, also passenderweise

Regionen, in denen man wohl auch Tiere für den Markt in Wuhan einkaufen würde.

M: Aber ist das wirklich ein Beweis? Sie sagen ja selbst, dass auch viele infizierte Menschen auf dem Markt unterwegs waren.

D: Ja, wir führen hier immer noch einen Indizienprozess, es fehlen entscheidende Beweisstücke wie zum Beispiel Tierkadaver, in deren Rachen oder Lunge man das Virus direkt nachweisen könnte.

M: China behauptet, die Kadaver der getöteten Tiere des Marktes seien alle restlos vernichtet worden, nichts existiere mehr für weitere Untersuchungen. Als ob das jemand glauben würde.

D: Ich bin immer noch nicht fertig mit meinen Ausführungen, tut mir leid, es ist einfach kompliziert. Ein amerikanisches Team hat nämlich anhand von öffentlich verfügbaren Daten die Wohnorte der Patienten rekonstruiert, die von Dezember 2019 bis Anfang Januar 2020 in Wuhan registriert wurden.[17] Aus solchen Daten kann man das geografische Zentrum aller Fälle ermitteln. Es lag mitten auf dem Markt. Nun könnte man einwenden, dass man schon früh den Markt als Quelle im Verdacht hatte und die frühen Fälle vielleicht nur dann auf das Virus getestet wurden, wenn eine Verbindung zum Markt bestand. Darum wurde die Auswertung wiederholt, diesmal jedoch ohne die Fälle mit bekanntem Kontakt zum Markt. Aber auch hier lag das Epizentrum auf dem Markt. Das ist schon auffällig. Interessanterweise hat dann ein anderes Team – aus China – eine ähnliche Analyse im Februar 2020 durchgeführt.[18] Dabei kam es zu einem anderen Ergebnis. Die Fälle verteilten sich nun in etwa entsprechend der Altersstruktur der Gesamtbevölkerung in Wuhan, besonders entsprechend der Wohnortverteilung der älteren Menschen. Dies belegt, dass sich das Virus vom Markt auf die gesamte Bevölkerung ausgebreitet hat und, wie erwartet, besonders bei älteren Personen auffällig wurde.

M: Der Markt liegt nicht in der Mitte, sondern im Nordwesten von Wuhan.

D: Ja, so ist es. Anfang Februar 2020 hatten wir das Bild, das wir erwartet haben: Da, wo viele Leute wohnen, gab es viele Fälle. Nur in der Frühphase konzentrierte sich die Fallzahl rund um den Markt. Hinzu kommt, dass das Virus, das sich in Wuhan verbreitete, nicht homogen war. Es gab vielmehr zwei minimal voneinander abweichende Viruslinien, die A und B genannt wurden. Weil sich das Erbgut der Viren ständig minimal verändert, kann man für jede der Linien die Geschwindigkeit der Änderungen ermitteln und auch ausrechnen, wann sich die ersten Menschen mit der jeweiligen Linie infiziert haben müssen.[19] Es stellte sich heraus: Mit Linie B haben sich die ersten Menschen ab Mitte November infiziert, mit Linie A Tage bis Wochen später. Anhand der Struktur des genetischen Stammbaums der beiden Linien ist es nahezu ausgeschlossen, dass Linie B der Vorgänger von Linie A ist. Statistisch am besten unterstützt ist die Annahme, dass zwei Infektionsketten unabhängig voneinander losgelaufen sind. Mit anderen Worten: Das Virus ist zweimal vom Tier auf den Menschen übergesprungen.
Nun kommt ein zusätzlicher statistischer Befund. Wir kennen die sogenannte Auslöschungsrate von SARS-CoV-2-Linien in der frühen Phase der Epidemie in Wuhan. Wir

können also sagen, mit welcher Wahrscheinlichkeit eine begonnene Infektionskette sich totgelaufen oder weiterverbreitet hat. Wenn man das veranschlagt, kommt man zum Schluss, dass zu Beginn ungefähr acht Übergänge auf den Menschen stattgefunden haben müssen, damit zwei überdauerten, eben die Linien A und B. Das Vertrauensintervall liegt übrigens zwischen 2 und 25, das heißt, dass eine einmalige Infektion des Menschen äußerst unwahrscheinlich ist – dann müsste das Vertrauensintervall auch die 1 beinhalten.

M: Erklären Sie mir bitte, was ein Vertrauensintervall ist.

D: Die Mathematiker und Physiker werden über mich herfallen, egal, was ich jetzt sage ... Ein Vertrauensintervall beschreibt den Bereich, in dem das Ergebnis liegen könnte, außerhalb davon ist es sehr unwahrscheinlich. Hieraus ergibt sich eine interessante Überlegung: Wo können sich Menschen mehrmals in kurzer Zeit mit minimal unterschiedlichen Viren infizieren? Im Labor oder an einer Ansammlung infizierter Tiere? Folgendes liegt nach meiner Überzeugung auf der Hand: Im Labor ist es äußerst schwierig, diese Viren überhaupt zu gewinnen, das heißt, sie in Zellkulturen zum Wachsen zu bringen. Das theoretische Szenario einer Laborinfektion würde also eher von einem einzigen Labor-Virus ausgehen, während ein Ausbruch in einer Zuchtfarm oder auf einem Markt natürlich mit den typischen genetischen Veränderungen des Virus-Erbguts einherginge. Nach kurzer Zeit gäbe es eine wilde Anhäufung von geringfügig unterschiedlichen Viren in dem befallenen Tierbestand. Wenn sich hier mehrmals Menschen infizieren, sind die Viren immer geringfügig unterschiedlich – genau das, was man sieht.

M: Das Ganze ereignete sich vermutlich im Oktober/November 2019, richtig?

D: Ja, einen solchen Ausbruch bei Tieren müsste es kurz vor der Pandemie gegeben haben. Vielleicht wurden die ersten Menschen nicht nur auf dem Markt infiziert, sondern möglicherweise auch in den Zuchtbetrieben, von denen die Tiere stammten. Denn in den Zuchtbetrieben gäbe es ja bei einem Ausbruch wesentlich mehr infizierte Tiere als auf dem Markt. Vielleicht gingen aber auch Markthändler zum Einkaufen in diese Zuchtbetriebe und infizierten sich dort. Aus heutiger Sicht ist es daher höchstwahrscheinlich, dass es eine Verbindung zum Markt gibt. In den Proben eines Abstrichs an einem Käfig jedenfalls ließ sich genetisches Material von einem Marderhund und dem Virus nachweisen. Theoretisch kann in diesem Käfig ein Marderhund gesessen haben, den ein infizierter Mensch angehustet hat. Das ist zwar bei gesundem Menschenverstand unwahrscheinlich, aber wissenschaftlich eben nicht auszuschließen. Wie gesagt: Solange wir keine Virussequenz direkt aus infizierten Tieren haben, bleibt eine Restunsicherheit. Aber aufgrund der Sachlage kann man sich schon eine Meinung bilden. Möglicherweise wird man auch nie mehr herausbekommen.

M: Wildtiermärkte sollte es in China spätestens seit dem SARS-CoV-Ausbruch 2003 gar nicht mehr geben. Neben dem Hochsicherheitslabor in Wuhan existiert noch eine weitere wissenschaftliche Einrichtung, und zwar ein Labor, das zur chinesischen Seuchenschutzbehörde *Wuhan Center for Disease Control and Prevention* gehört. Dieses Labor befindet sich in unmittelbarer Nähe des Marktes.[20] Man muss schon beide Augen fest zugedrückt haben, um nicht zu wissen, was da verkauft wurde, welches Risiko da existierte. Haben Sie

Zweifel daran, dass China über die Herkunft dieses Virus viel mehr weiß, als bisher zugegeben wird?

D: Die Behörden in China sind sicherlich nicht nachlässig. Auch wenn ich nichts darüber weiß, erwarte ich, dass Proben genommen wurden, und gehe auch davon aus, dass diese Proben getestet worden sind. Die chinesische Wissenschaft ist heute weltweit führend darin, Viren zu entdecken und zu sequenzieren, und Wuhan ist ein Zentrum der chinesischen Virusforschung. Die dortige Wissenschaft ist sehr gut in der Analyse, und die chinesische Veterinärmedizin ist hoch entwickelt, gerade auch bei der Infektionsüberwachung. Dass man solche Tests einfach vergessen haben könnte, halte ich für beinahe ausgeschlossen.

M: Mich beschäftigt noch ein anderer Gedanke. Bis heute weiß man nur sehr wenig darüber, wie die chinesische Führung intern auf die ersten Meldungen aus Wuhan reagiert hat. Was wurde wann aus Wuhan nach Peking gemeldet? Welche Anweisungen kamen anschließend aus Peking? Es muss eine Anordnung gegeben haben – entweder auf der lokalen oder auf der nationalen Ebene. Sonst wissen diejenigen, die vertuschen sollen, ja nicht, dass sie vertuschen sollen. Wenn man rekonstruieren kann, welche Anordnungen der Staatsapparat zur Unterdrückung der Wahrheit gab, lässt sich oft auch herausfinden, was die Wahrheit ist. Wie nah kommt man bei einer perfekt laufenden Untersuchung eigentlich dem Ursprung eines Virus? In Hollywood-Filmen ist es die Suche nach dem Patient Null und dem Tier, das ihn infizierte.

D: So funktioniert es nie. Das ist eine romantische Vorstellung, die aus dem Kino kommt. Aber im Laufe der Zeit kommt immer mehr Evidenz dazu. Wir kreisen den Ursprung ein, und die Evidenzlage ist – nach heutigem Stand – so, wie ich es eben zusammengefasst habe. Ich kann nicht ausschließen, dass irgendwann noch mal neue Daten auftauchen und die Geschichte noch mal anders erzählt werden muss. Ich kann aber auch sagen, dass Wissenschaftler sich gegenseitig ständig herausfordern. Die Analysen, die ich eben zusammengefasst habe, wurden durchaus schon infrage gestellt, aber bisher halten sie allem stand.

»Da gibt es doch gar nichts zu verbergen« –
Verschwörungsmythen

M: Über eine Sache müssen wir noch sprechen. Die Geschichte von einer Wissenschaftler-Verschwörung, um die wahre Herkunft des Virus zu verschleiern, hat bis heute viele Anhänger, auch bei republikanischen Abgeordneten im US-Kongress. Lassen Sie uns doch einmal aufdröseln, was da in den ersten Wochen des Jahres 2020 geschehen ist. Der frühere stellvertretende Nationale Sicherheitsberater von Donald Trump, ein Mann namens Matthew Pottinger, war lange als Korrespondent in China und hatte damals auch über SARS und die Vertuschung durch das chinesische System geschrieben. Im Januar 2020 las er die ersten Meldungen über die mysteriöse neue Lungenkrankheit in Wuhan, ausgerechnet am zentralen Ort der chinesischen Virenforschung, und beauftragte die US-Geheimdienste, der Sache nachzugehen.[21] Später sagten Angehörige der US-Dienste, manches habe sie an die Geschichte von den angeblichen irakischen Massenvernichtungswaffen erinnert. Sie seien massiv gedrängt worden, Belege für eine Theorie herbeizuschaffen, die die Politik favorisierte. Und in dieser Situation entstand in der Wissenschaft selbst ein gravierender Verdacht. Sie bekamen am 1. Februar 2020 einen Anruf ...

D: Das war ein Samstag, ich war zu Hause und mein Handy klingelte. Am Apparat war Jeremy Farrar, Professor für

Tropenmedizin und damals Direktor des »Wellcome Trust«, das ist eine der weltweit größten Gesundheitsstiftungen.

M: Ein beeindruckender Wissenschaftler, eine echte Institution in der Gesundheitsszene. Heute ist er Chief Scientist bei der Weltgesundheitsorganisation in Genf.[22]

D: Jeremy Farrar klang ein wenig atemlos und sagte, es gebe Hinweise darauf, dass dieses Virus, das uns damals ja schon alle sehr beschäftigte, vielleicht künstlich hergestellt worden sein könnte – also nicht aus dem Labor entwichen, sondern absichtlich hergestellt worden sei. Jeremy war wohl zuvor von dem dänisch-amerikanischen Molekularbiologen Kristian Andersen kontaktiert worden, der ihm gesagt hatte, dass ein Teil des Genoms des Virus nicht aus der natürlichen Evolution erklärbar sei. Da müsse jemand Hand angelegt, also gentechnisch manipuliert haben. Ich war völlig perplex und reagierte, sehr deutsch, mit nur einem Wort: »*What?*« Das war ziemlich unhöflich, in England würde man »*Pardon*« oder »*Excuse me*« sagen. Aber ich war einfach so überrascht. Bis zu diesem Zeitpunkt hatte ich diese Diskussion in den USA nicht mitverfolgt, da ich voll und ganz mit den Webasto-Patienten aus München beschäftigt war. Farrar sagte, Anthony Fauci habe ihn gebeten, eine kleine Gruppe von Experten zusammenzustellen, um der Sache nachzugehen und zu klären, was dran sein könnte.

M: Man muss sich noch mal in Erinnerung rufen, was das hätte bedeuten können. Absichtlich hergestellt? Eine biologische Waffe womöglich? Farrar jedenfalls beschäftigte damals sogar die Frage, ob das angesichts der ohnehin angespannten chinesisch-amerikanischen Beziehungen einen Krieg auslösen könnte. »Zu sagen, dass mich dies besorgt, wäre eine

Untertreibung«, schreibt er in seinem Buch *Spike – The Virus vs The People*. Und er erzählt, dass er sich erst einmal ein Handy mit einer neuen Nummer besorgt und Kontakt mit der Vorsitzenden des Wellcome Trust aufgenommen habe. Die Dame war früher die Direktorin des britischen Geheimdienstes MI 5, also vom Fach. Diese riet ihm dann, über die Angelegenheit nicht mehr per E-Mail zu kommunizieren. Das Ganze liest sich gespenstisch. Es war dann die Frau von Jeremy Farrar, ebenfalls eine Professorin für Tropenkrankheiten, die ihm riet, Experten hinzuzuziehen, die mehr von Evolutionsbiologie verstünden als er selbst.[23]

Übrigens wurde die Frage, ob das Virus gezielt im Labor konstruiert wurde, damals auch in der Bundesregierung diskutiert. Spahn schreibt in seinem Buch, Wieler habe ihn in seinem Büro mit der »Vermutung konfrontiert«, das Virus könne »künstlich erzeugt worden« sein.[24] Spahn ordnete an, erst mal alle Handys aus dem Raum zu bringen, bevor man weiterredete. Wieler bat übrigens auch früh in der Pandemie den BND-Chef Bruno Kahl, die Ereignisse in China im Blick zu behalten. Die beiden sind alte Freunde und rudern gemeinsam auf dem Wannsee, in einem Achter mit Steuermann.

D: Von dieser deutschen Diskussion habe ich damals nichts mitbekommen. Jedenfalls stimmte ich sofort zu, an der von Farrar einberufenen Runde teilzunehmen. Das war eine Gruppe, die auch eine gewisse Wertigkeit hatte und zur Orientierung beitragen konnte – auch für mich selbst. Das Anliegen war, die Argumente für eine angebliche Laborherkunft nicht nur zu bewerten, sondern auch zu prüfen, ob sie Gegenargumenten standhalten. So wie Wissenschaft eben funktioniert.

M: Klar war auch, dass man niemanden aus China in dieser Runde dabeihaben wollte, weil die gar nicht offen sprechen konnten.

D: Das kann ich mir gut vorstellen, weiß es aber nicht. So kam es jedenfalls noch an jenem Samstagabend zu der Telefonkonferenz. Ich war ungefähr eine Stunde, vielleicht auch anderthalb dabei. Ich hatte im Vorfeld gebeten, am Anfang sprechen zu können. Wir hatten Gäste zu Hause, die wollte ich nicht unendlich warten lassen.

M: Farrar schreibt von einem *»secure conference call«*, also von einer Telefonkonferenz auf einer sicheren Leitung.

D: Ich wurde einfach auf meinem Handy angerufen. Wir hatten zwei Teilnehmer in der Konferenz, die Auffälligkeiten präsentierten, die sie im Genom des Virus entdeckt zu haben glaubten: Kristian Andersen vom Scripps Institute im kalifornischen La Jolla und Edward Holmes von der Universität Sydney. Beide beschäftigten sich hauptsächlich mit Genomsequenzen von Viren, aber nicht speziell mit Coronaviren. Ihr Hauptargument war, dass sich eine Furin-Spaltstelle im Gen für das Oberflächenprotein von SARS-CoV-2 befand. Manchen Viren helfen solche Spaltstellen, die Atemwege zu befallen. Eine solche Furin-Spaltstelle findet man bei jenen Coronaviren, zu denen SARS-CoV-2 zählt, eigentlich nicht, bei anderen Coronaviren aber durchaus. Das war auffällig und hatte auch mich beeindruckt – nur eben als natürliche Eigenschaft dieses Virus. Rein technisch könnte man eine solche Furin-Spaltstelle auch bewusst im Labor eingefügt haben, dafür gab es aber keinen Beleg. Bei anderen Viren tauchen solche Spaltstellen eben einfach naturbedingt auf, bei Influenza zum Beispiel. Andere Verdachtsmomente, die geäußert wurden, griffen überhaupt nicht. Da ging es beispielsweise um das Vorhandensein von Sequenzmotiven, die in Wirklichkeit einfach zufällig in Genomen vorkommen.

M: Farrar schrieb nach der Konferenz folgende Mail, wie in seinem Buch nachzulesen ist: »Wenn die Bandbreite 0 für die Natur steht und 100 für entwichen – dann stehe ich ehrlicherweise bei 50! Ich vermute, dass es ungeklärt bleibt, bis es Zugang zum Labor in Wuhan gibt – und ich vermute, das ist unwahrscheinlich.«[25] Was war Ihr Fazit der Konferenz?

D: Der Verdacht war für mich weder wahrscheinlicher noch unwahrscheinlicher geworden – es gab einfach überhaupt keine relevanten Belege, weder in die eine noch in die andere Richtung. Das wurde von einer ganzen Reihe von Teilnehmern so gesehen. Vor allem war ich sauer, dass die beiden ihre These so an die große Glocke gehängt hatten, ohne zuvor mit Experten darüber zu sprechen, die an solchen Viren arbeiten. Das sollte wohl erst in der Runde stattfinden. Ich hatte das Gefühl, dass sie gern etwas darüber veröffentlichen wollten. Auch in der Wissenschaft gibt es den Wunsch zu publizieren, daran werden Wissenschaftler gemessen. Nur muss man dazu etwas Substanzielles in der Hand haben, nicht nur eine Idee, die man nicht belegen kann. In einer so hochkarätigen Runde kann dann unter Umständen die Gelegenheit zu einer Publikation entstehen, indem man anschließend beispielsweise die Expertenmeinungen zusammenträgt. Auch das kann Furore machen. Nur, worüber redeten wir da eigentlich? Doch nur über eine Idee, die von zwei Mitgliedern der Gruppe vorgetragen worden war, die andere aber sofort als haltlos erkannten. Das ging mir wirklich zu weit. Allen war klar, dass ich mich auf dieser Grundlage nicht an einer Veröffentlichung beteiligen würde, weder für noch gegen eine Labor-Hypothese.

Es gab danach noch einen längeren Mailwechsel zwischen den Beteiligten dieser Runde. Dabei ging es um Sachargumente und auch darum, ob man nun doch etwas schreiben wolle. Meine Haltung dazu war klar, und ein anderer Teilnehmer bestätigte mir, dass man eher nichts schreiben wolle. Damit war für mich der Vorgang erledigt. Offenbar hat ein Teil der Gruppe unter Hinzunahme eines zusätzlichen Autors dann doch etwas zusammengeschrieben. Davon habe ich aber nichts mehr mitbekommen. Erst als dann ein Manuskript eingereicht war, erfuhr ich davon. Ich war einigermaßen überrascht.

M: Dieses Papier wurde im März 2020 in *Nature Medicine* publiziert und millionenfach abgerufen. Es war eine Sensation, weil es den Ursprung des Virus in der Natur nahelegte.[26]

D: Es steht nichts Falsches drin. Und es lag nahe, dass ein nicht-natürlicher Ursprung sehr unwahrscheinlich ist. Allerdings war das für Virologen keine neue Information. Es ist nun mal so, dass solche Viren in der Natur entstehen. Das Papier hatte also eher einen argumentativen Wert für Laien, Politiker und Journalisten. Das war sicherlich auch der Grund für das hohe Interesse daran.

M: Das war ein problematischer Vorgang. Das Papier trug dazu bei, dass ein möglicher Labor-Ursprung öffentlich zu einer reinen Verschwörungserzählung erklärt werden konnte. Und das für eine lange Zeit. Das Vertrauen, man gehe mit allen möglichen Hypothesen offen um, nahm damit Schaden. Diese Telefonkonferenz hat es zu einiger Berühmtheit gebracht. Es ist sehr bedauerlich, dass der sich daran anschließende Mail-Wechsel zwischen Ihnen und den anderen Wissenschaftlern nicht sofort und komplett veröffentlicht wurde.

D: Das sehe ich auch so. Ich hätte es besser gefunden, zu einem frühen Zeitpunkt alles offenzulegen, dann hätten diese Spekulationen aufgehört. Aber dazu hätten alle beteiligten Universitäten zustimmen müssen, und das war damals nicht der Fall. Das hatte keine inhaltlichen Gründe, sondern es ging ganz grundsätzlich um den Schutz von Unterhaltungen per E-Mail, die nun mal außerhalb der Öffentlichkeit stattfanden. Der größte Teil wurde im Rahmen des amerikanischen »Freedom of Information Act« schließlich doch veröffentlicht. Da wurde dann auch nicht mehr nachgefragt, ob man einverstanden sei.[27]

M: Wir haben schon verschiedentlich über die Pflicht zur Transparenz gesprochen, gerade in Angelegenheiten, die von so enormer Bedeutung sind, die sich so sehr für Verschwörungserzählungen eignen. Ich dachte, in der Wissenschaft und an den Universitäten weiß man das. Bis heute sind die freigeklagten Dokumente voller Schwärzungen.

D: Ja, man sieht Schwärzungen in veröffentlichten Dokumenten und fragt sich, ob da nicht etwas versteckt werden soll. Ich denke mir: Das kann nicht sein, da gibt es doch gar nichts zu verbergen. Aber es gibt wohl auch prinzipielle, nicht-inhaltliche Gründe dafür.

M: Während wir hier sprechen, wiederholt sich auf gewisse Weise die Geschichte. Die sogenannten RKI-Protokolle, Berichte über die Krisensitzungen im Robert Koch-Institut während der Pandemie, mussten aufgrund eines Gerichtsverfahrens herausgegeben werden. Ich finde es atemberaubend, dass sich Regierungsbehörden immer noch lieber verklagen lassen, als selbst Transparenz herzustellen. Und dann wurde auch noch auf 1059 Seiten erklärt, was alles aus welchen Gründen geschwärzt werden musste.[28] Immerhin hat Lauterbach versprochen, dass diese Schwärzungen »weitestgehend« verschwinden werden. Allerdings müssen die in den Protokollen genannten Personen zustimmen, das gilt sicher auch für Sie.[29]

D: Ich war nicht Teil dieses Krisenstabes, aber hatte natürlich immer wieder mit dem RKI zu tun. Inzwischen hat mir das Institut geschrieben und mir mitgeteilt, wo mein Name fällt und ob ich mit der Veröffentlichung einverstanden bin. Das bin ich ausdrücklich.

M: Es bleibt ein Punkt, den ich problematisch finde. Sie gaben noch im Februar 2020 gemeinsam mit anderen Wissenschaftlerinnen und Wissenschaftlern eine ungewöhnliche Ehrenerklärung im renommierten Wissenschaftsmagazin *The Lancet* für die chinesischen Kolleginnen und Kollegen ab – und damit auch für Zhengli Shi in Wuhan. Darin hieß es: »Wir verurteilen gemeinsam auf das Schärfste Verschwörungstheorien, wonach Covid-19 keinen natürlichen Ursprung habe.«[30] Die Erklärung lobte dann auch noch die Aufklärungsbemühungen in China. Aber welche Aufklärung meinten Sie? Der Begriff P4 (p4 病毒实验室), der für das Hochsicherheitslabor in Wuhan steht, war seit dem 31. Dezember 2019 in den sozialen Medien in China zensiert.[31] Im Januar 2020 ließ China Mitarbeiter der WHO nicht einmal in die Nähe des Marktes.[32] Später kam dann heraus, dass im Labor von Wuhan sogenannte »Gain-of-Function«-Experimente mindestens geplant, womöglich auch durchgeführt wurden.[33] Sie sollten die Zukunft eines Virus vorwegnehmen, um herauszufinden, wie gefährlich es werden kann. Das kann der Medizin helfen, frühzeitig Therapien oder Impfstoffe zu entwickeln, aber es kann eben auch das Gegenteil passieren – und es können damit etwa biologische Waffen entwickelt werden. So wie man aus Stahl ein Krankenhaus bauen kann oder eine Bombe.

D: Als ich den *Lancet*-Text unterschrieben habe, wusste ich nichts von dem geplanten Forschungsprojekt, das Sie hier ansprechen.[34] Aber ehrlich gesagt, das ändert meine Einschätzung auch nicht grundlegend. Das ist ein schwieriges und wichtiges Feld, wir müssen dazu etwas ausholen. Erst einmal: Der Begriff »Gain of Function« wird oft missverstanden. In der Genetik gibt es allgemein Gain-of-Function- und Loss-of-Function-Ansätze. Dabei nimmt man einem Organismus ein Gen weg oder gibt eins hinzu, wo es nicht existiert. Und dann schaut man, ob eine Funktion verschwindet oder entsteht. So kann man herausfinden, welche Funktion ein Gen hat. Oft macht man das mit Zellen im Labor. Hier geht es aber um etwas anderes, nämlich um das gezielte Herstellen von Genfunktionen in Viren, die diese normalerweise nicht haben, speziell um die Gefährlichkeit für den Menschen zu erhöhen – also um gezielte Übertragbarkeit oder die Virulenz, die krankheitsauslösende Wirkung, zu erhöhen.

M: Gefährliches einfach noch gefährlicher machen. Genau das ist doch die Kritik an manchen bereits in der Vergangenheit stattgefundenen Gain-of-Function-Experimenten. Ich erinnere nur an den niederländischen Virologen Ron Fouchier, der 2011 in seinem Labor ein neues Virus schuf: infektiös wie die Schweinegrippe und tödlich wie die Vogelgrippe.[35] Die Öffentlichkeit war entsetzt, und Fouchier nannte seine Schöpfung »wahrscheinlich eines der gefährlichsten Viren, das man herstellen kann«.[36] 2014 entschied sich die US-Regierung sogar für ein Moratorium, das Aussetzen von Gain-of-Function-Experimenten für bestimmte Viren. Aus Angst vor dem, was Bioterroristen anrichten könnten, oder aus Angst davor, dass ein gefährliches Virus aus dem Labor entweicht.[37]

D: Diese Experimente haben eine große Diskussion und neue Regulationen ausgelöst, was gut ist. Über Ron Fouchier und seine Experimente rede ich gerne mit Ihnen, aber lassen Sie uns erst mal bei den Coronaviren bleiben.

M: Okay, eins nach dem anderen.

D: Die Idee bei virologischen Gain-of-Function-Experimenten ist häufig, dass man verstehen möchte, welche der vielen Viren in Tierreservoiren für den Menschen gefährlich werden können. Allerdings gibt es da zwei Dinge, die man kritisieren kann. Erstens ist die biologische Vielfalt so groß, dass man kaum das richtige Virus in solchen Experimenten erfassen wird. Man wird das nächste Pandemie-Virus also wahrscheinlich sowieso nicht finden. Und zweitens muss man sich fragen, ob dazu wirklich gefährliche Viren im Labor hergestellt werden müssen. Die Technik erlaubt es zumindest in großen Teilen, solche Experimente auch mit abgeschwächten Viren durchzuführen. Es war aber nach den veröffentlichten Plänen auch angedacht, Fledermausviren neue Eigenschaften einzubauen.

M: Mit den Plänen meinen Sie einen von der US-NGO »EcoHealth Alliance« bei einem Institut des Pentagon, der

DARPA, eingereichten Forschungsantrag. Das Dokument hieß DEFUSE. Der Antrag wurde abgelehnt.

D: Ja. Das Dokument stammt aus dem März 2018, es wurde in Teilen im Sommer 2022 und in Gänze im Winter 2023 veröffentlicht.[38] Ich kannte es vorher nicht. Geplant war, die Oberflächenproteine, also die Spike-Proteine, von verschiedenen Fledermausviren darauf zu untersuchen, ob sie an den menschlichen SARS-Rezeptor-ACE2 passen. Es handelt sich also um eine Suche nach Viren, die den Menschen infizieren können. Die Gene für die Spike-Proteine sollten in ein anderes Coronavirus kloniert werden, das bereits im Labor vorhanden war. Es würden so also gekreuzte Viren entstehen.

M: Eine Chimäre.

D: Genau, so nennt man das. Davon sollte gleich eine ganze Palette hergestellt werden, die die Vielfalt der in der Natur gefundenen Spike-Gene abbildet, also Spike-Gene von Fledermausviren aus bestimmten Habitaten in China, meist Höhlen. Anschließend sollte experimentell getestet werden, ob diese chimären Viren Menschen infizieren können. Da man das nicht am Menschen machen kann, sollte es stattdessen an Labormäusen ausprobiert werden. Diese Mäuse tragen den menschlichen ACE2-Rezeptor, wir sprechen von transgenen Mäusen. Solche Labormäuse werden in der gesamten Experimentalmedizin verwendet: Man führt über gentechnische Veränderungen ein menschliches Gen in die Keimbahn der Maus ein, und fortan haben alle Nachkommen ein zusätzliches menschliches Gen. In diesem Fall eben genau den Rezeptor, den SARS-CoV und auch das später aufgetretene SARS-CoV-2 benutzen, um in menschliche

Zellen zu gelangen. Man wollte also sehen, ob es unter den Viren in der Natur welche gibt, die wie SARS-CoV den Menschen befallen können. Und man wollte auch weitere Modifikationen in die Spike-Gene einführen, um solchen chimären Viren, bei denen die Infektion nur suboptimal funktionierte, möglicherweise etwas nachzuhelfen. Dazu gehören wohlgemerkt auch Furin-Spaltstellen. Dass dies die Gefährlichkeit der entstandenen chimären Viren erhöhen würde, mussten die Forscher wissen. Es bleibt im Antrag offen, ob man deshalb vorhatte, erhöhte Sicherheitsbedingungen im Labor zu schaffen. Aber das war alles nur ein Plan in einem Forschungsantrag.

M: Was halten Sie denn davon? Für mich ist das eine Grenzüberschreitung – weil man zumindest befürchten muss, dass etwas Gefährlicheres als in der Natur herauskommt.

D: Das diskutiere ich gern mit Ihnen, aber Sie müssen mich erst den technischen Teil zu Ende erklären lassen. Man suchte also nach dem experimentellen Beweis, dass da draußen in der Natur neben SARS-CoV auch noch andere gefährliche Viren vorkommen. Wenn man solche Viren finden würde, wollte man existierende Abwehrmaßnahmen testen oder neue finden – also Antikörper und Impfstoffe für Menschen oder sogar für Fledermäuse oder Wirkstoffe für Medikamente.

M: Ich hoffe, das war es jetzt mit der Technik. Der deutsche Ethikrat stellte 2014 diese Frage: »Wie sollte man mit Forschung umgehen, die zum medizinischen Fortschritt oder anderen gesellschaftlich wichtigen Zielen beitragen möchte, gleichzeitig aber auch von Bioterroristen oder anderen Straftätern missbraucht werden könnte?«[39]

D: Der Anlass für diese Stellungnahme war damals, dass Forscher in Grippeviren solche Mutationen eingefügt hatten, die in der Natur vorkamen, und dabei ein Virus fanden, das stärker übertragbar war. Nicht beim Menschen natürlich, sondern bei Versuchstieren. Aber es ist wahrscheinlich, dass es sich auch bei Menschen so verhält.

M: ... ebendie Gruppe um Ron Fouchier.

D: Genau, den kenne ich gut, und wir können gern auf diesen Vorgang zurückkommen. Die Kritik, die Ron damals für sein Experiment bekam, war allerdings übertrieben. Er hat umsichtig gearbeitet, und die Gefährlichkeit dieses Virus war wohl nicht so hoch, wie es kommuniziert wurde ...

M: ... auch von ihm kommuniziert wurde.

D: Dennoch würde man solche Experimente aus heutiger Sicht unter noch mal erhöhten Sicherheitsbedingungen machen. Aber man darf nicht den Eindruck erwecken, er habe verantwortungslos gehandelt. Die Bedeutung seiner damaligen Experimente ist groß. Wenn heute ein Vogelgrippevirus plötzlich Säugetiere wie Nerze oder Kühe befällt, fragen Politiker, was das bedeutet und ob das gefährlich ist. Dies gehört zu den wichtigsten Fragen, die an unser Fach gestellt werden. Ohne Rons Experimente könnten wir sie nicht gut beantworten. Das Vogelgrippevirus H5N1 ist heute einer der wichtigsten und gefährlichsten Pandemie-Kandidaten.

M: Worüber wir noch sprechen werden. Aber zurück zu den Experimenten. Es ist eben beides wahr. Solche Forschung kann segensreich sein – oder eben auch nicht. Zur damaligen

Kritik gehörte, dass die Forschungsergebnisse veröffentlicht wurden. Und damit waren sie auch für jeden zugänglich, der keine guten Absichten verfolgt. Das war quasi eine Bauanleitung für ein gefährliches Virus.

D: Ja, das war der eigentliche Grund für die internationale Besorgnis. Allein das Wissen über die gefundenen Mutationen könnte von anderen genutzt werden, tatsächlich ein gefährliches Virus herzustellen. Die Durchführung solcher Forschungsarbeiten hat also eine erhebliche ethische Dimension. Es gibt Nutzen und Gefahren, und man muss als Wissenschaftler erst einmal selbst gewissenhaft abwägen, wie und ob man solche Experimente macht.

M: Ja, diese Pflicht besteht. In der Wissenschaft gab es historisch immer jene, die sich höchst umsichtig verhielten. Aber es gab immer auch das Gegenteil – Leute, die zwar wissenschaftliche Giganten waren, aber ethische Zwerge.

D: Ich sehe Ihren generellen Punkt, aber das ist einfach übertrieben und trifft gerade auf Ron Fouchier nicht zu.[40] Ich würde gerne einmal etwas anderes zu bedenken geben. Naturwissenschaft ist heute ein professionelles Geschäft geworden, mit speziellen Regeln. Man schaut von außen auf den Nutzen spektakulärer Ergebnisse und sichtbarer Publikationen. Dafür gibt es dann neue Forschungsgelder. So funktioniert der Zyklus der Wissenschaftsfinanzierung. Den Drang nach spektakulären Ergebnissen mit direktem Nutzen kann man kritisieren. Er ist aber politisch gewollt. Dadurch kommen solche Projekte wie im DEFUSE-Antrag zustande, nach dem Motto: »Wollt ihr wissen, ob eine Pandemie droht? Kein Problem, wir schauen nach, was die Natur bereithält.« Die Gefahren sind offensichtlich. Man könnte sich im Labor infizieren und das Virus nach draußen tragen. Allerdings sind die Sicherheitsvorkehrungen im Labor enorm. Es ist nicht einfach, sich im Labor an einem Virus zu infizieren. Praktisch alle Fälle, die aufgezeichnet sind, waren Unfälle – ganz grobe Fehler.

M: Aber für solche Fehler gibt es immer wieder Beispiele: Bei SARS kam es zu Laborunfällen in Taiwan, Singapur und China. In einem Lagergebäude der US-Zulassungsbehörde für Medikamente, der FDA, gingen zeitweilig Pockenviren verloren. Sie wurden dann zufällig im Bestand gefunden.[41] Die Liste ist lang. Ich erinnere an Ihre Kollegin im Bernhard-Nocht-Institut, die sich 2009 an einer Ebola-verseuchten Nadel verletzte. In aller Eile musste ein experimenteller Impfstoff aus den USA nach Deutschland eingeflogen werden.[42]

D: Ja klar, aber das summiert Fälle aus Jahrzehnten auf, während täglich in Laboren in aller Welt mit Krankheitserregern gearbeitet wird.

M: Ich glaube, dass wir keine ausreichenden Sicherheits- und Kontrollmechanismen für diesen so sensiblen Bereich in den Laboren haben.

D: Für Deutschland teile ich Ihre Sorge nicht. Wir haben beispielsweise den Infektionsschutz im Bereich des Arbeitsschutzes, die Gentechnik-Gesetzgebung im Bereich des Immissionsschutzes und den Tierschutz, falls Versuchstiere involviert sind. Das sind alles eigene Regulationsgebiete mit zugrunde liegenden Gesetzen und Richtlinien. Forschungen dürfen nur durchgeführt werden, wenn sich mehrere Behörden und Gremien zuvor im Detail mit den Projektplänen befasst haben. Außerdem gibt es die ethische Dimension, die auch Sicherheit und Fehlverwendungsmöglichkeiten, im Englischen *dual use*, einbezieht und ebenfalls eine externe Aufsicht über Projekte beinhaltet. Dieser ethische Aspekt ist nach dem 2014er-Papier des Ethikrates und den entsprechenden Stellungnahmen der DFG und der Leopoldina eingeführt worden – ein Beispiel dafür, wie die Wissenschaftsgemeinschaft selbst für Kontrolle sorgt. Denn diese Gemeinschaft besteht ja nicht nur aus Virologen, denen man unterstellen mag, dass sie eher für solche kritischen Experimente zu haben sind, was übrigens generell nicht stimmt. Es sind Vertreterinnen und Vertreter aller Wissenschaftsdisziplinen involviert, die das Problem aus allen Blickwinkeln erfassen. Die Forschungseinrichtungen in Deutschland betreiben interdisziplinär zusammengesetzte Aufsichtsgremien, die solche Forschung jeweils für die eigene Einrichtung bewerten. Das gilt nicht nur bei der Beantragung eines Projekts, sondern auch bei dessen Umsetzung. Jedes Bundesland betreibt entsprechende Aufsichtsbehörden, die Laborsicherheit und Projektverläufe überwachen. In manchen anderen Ländern ist dieses Kontrollnetz aber sicherlich weniger eng gewebt. Es gibt eben keine internationale Übereinkunft über das, was zulässig ist oder nicht.

M: International ist die Lage in diesem so sensiblen Bereich einfach nur desolat. Dem Abkommen über das Verbot von biologischen Waffen fehlte schon immer der Unterbau, anders als bei chemischen und Atomwaffen gibt es keine internationale Behörde, die die Einhaltung verbindlicher Regularien kontrolliert. UN-Generalsekretär António Guterres hat darauf hingewiesen, dass auch die Risiken des Bioterrorismus – wie zuvor die Risiken einer Pandemie – keinesfalls verdrängt werden dürfen. Es kann einfach beides gefährlich sein, die Natur und das Labor. Guterres sagte auch: »Stellen wir sicher, dass Wissenschaft und Technologie dem Nutzen der Menschheit dienen und nicht ihrer Zerstörung.«[43] Es gibt kaum Transparenz, was in militärischen Laboren geschieht.

D: Sie sind aber auch ein Meister der Zuspitzung ...

M: Finden Sie? Verfolgen Sie, was Ihren ehemaligen Kolleginnen und Kollegen im Bernhard-Nocht-Institut geschieht? Sie werden von der russischen Staatsführung seit Beginn des russischen Angriffskrieges beschuldigt, gemeinsam mit den USA Biowaffen in der Ukraine zu entwickeln. Das halte ich für eine besorgniserregende Entwicklung.[44] Worauf ich hinauswill: Wir brauchen Transparenz und Kooperation – und im Idealfall verbindliche Standards für erlaubte und verbotene wissenschaftliche Forschung. Aber ausgerechnet in diesem Feld wird inzwischen, wie in kaum einem anderen, mit Lügen, Propaganda und Desinformation gearbeitet.[45]

D: Hier geht einiges durcheinander. Die Vorwürfe gegen meine Kollegen aus Hamburg sind sicherlich falsch. Darüber hinaus möchte ich mir kein Urteil erlauben, ich kenne mich mit militärischer Forschung nicht aus. Über die meisten dieser Aspekte müssen Sie wahrscheinlich mit anderen Gesprächspartnern reden. Lassen Sie uns doch lieber mal schauen, was man aus dem DEFUSE-Antrag ableiten kann. Erstens ist es nur ein Plan gewesen. Wir wissen nicht, ob das Projekt nach der Ablehnung der finanziellen Förderung in dieser Form überhaupt ausgeführt wurde. Oft ist es so, dass man dann nach alternativen Finanzierungsquellen sucht. Das kann aber, gerade bei einem so aufwendigen Projekt wie diesem, schon mal Jahre dauern. Man muss dann ja Geld für Partner in verschiedenen Ländern finden. Aus dem Antrag kann man darüber hinaus nicht eindeutig herauslesen, ob die entscheidenden Experimente wirklich in Wuhan oder doch eher in den USA geplant waren. Die Expertengruppe für die Herstellung von chimären Viren und von dem transgenen Mausmodell sitzt in den USA. Laut Kooperationsplan sollte das Labor in Wuhan vor allem die Sequenzen von den natürlich vorkommenden Viren liefern und auch vortesten. Wohlgemerkt, das war Stand 2018, da war das Labor in Wuhan meiner Einschätzung nach noch nicht so weit, alle diese Techniken zu beherrschen. Vor Kurzem sind Publikationen erschienen, die zeigen, dass inzwischen auch das transgene Mausmodell in Wuhan vorhanden ist.[46] Wie das 2018 oder 2019 aussah, kann man daraus nicht ablesen. Vor allem muss man sich klarmachen, dass selbst bei der Umsetzung des Forschungsplans aus diesen Experimenten nicht SARS-CoV-2 hätte entstehen können, auch nicht versehentlich. Denn das Ausgangsvirus, aus dem die chimären Viren hergestellt wurden, ist kein potenzieller genetischer Vorgänger von SARS-CoV-2. Auch für den theoretischen Fall, dass jemand im Labor daran gearbeitet hätte, ein denkbares Vorläufervirus von SARS-CoV-2 für den Menschen infektiöser zu machen, hätte er das auf eine technisch andere Art gemacht. Die Furin-Spaltstelle beispielsweise, die das Virus trägt, ist keine optimale Spaltstelle. Hätte sie jemand im Labor absichtlich eingefügt, hätte er wohl gleich eine optimale Spaltstelle genutzt.

M: Nur der Klarheit halber: Wollen Sie mir sagen, dass Sie die geplanten Experimente so schlimm gar nicht finden?

D: Nein, ich würde so etwas in meinem Labor so nicht machen. Man kann bestimmte biologische Sicherheitsmaßnahmen ergreifen, man kann etwa bestimmte Gene aus dem Virus entfernen, die für eine gute Übertragbarkeit notwendig sind – wenn man sie vorher schon kennt. Man muss nicht mit einem Virus der Gefährlichkeit 100 schauen, ob es durch Veränderungen auf 120 kommen kann. Man kann es auch auf 50 reduzieren und schauen, ob man auf 70 kommt. Und wenn dann etwas dabei herauskommt, das wirklich bedeutsam ist, und man dann einen Beweis der Gefährlichkeit führen will, kann man immer noch mit diesem einen Virus ein Sonderexperiment machen, ausnahmsweise und unter höchsten Sicherheitsmaßnahmen.

M: Waren Sie auch Teil dieser Kooperationen mit Wuhan?

D: Nein.

M: Zhengli Shi hat Ihnen auch nie gesagt, was sie da in Wuhan macht?

D: So gut kennen wir uns nun auch nicht. Wir hatten nie eine Kooperation. Ich arbeite an ähnlichen Fragen, da kommt in der Forschung schnell mal eine gewisse Konkurrenz auf, die verhindert, dass ich erfahre, was eine andere Gruppe genau vorhat.

M: Aber Sie haben die Ehrenerklärung für die chinesischen Wissenschaftlerinnen und Wissenschaftler unterzeichnet. Was haben Sie gedacht, als Sie danach von den Experimenten in Wuhan erfahren haben?

D: Ich habe eine hohe Meinung von Zhengli Shi und ihrer Forschung. Ich wurde bei der letzten Präsenzsitzung der WHO in Genf in die Gruppe der Unterzeichner geholt. Auf dem Weg zum Flughafen am 12. Februar 2020 sprach mich Peter Daszak an und sagte, dass die Wissenschaftlerinnen und Wissenschaftler in China »unter Feuer« stünden. Sie seien auf Solidarität angewiesen, und ich dachte: Na klar. Da ist ja null Evidenz dafür, dass das Virus aus dem Labor kommt. Wenn das den Kolleginnen und Kollegen in Wuhan jetzt öffentlich vorgeworfen wird, muss man sie in Schutz nehmen. Ich sagte: »Schick mir das Manuskript«, und das machte er auch. Und ich fand das alles völlig in Ordnung.

M: Ausgerechnet Daszak, Chef der EcoHealth Alliance, der von den Versuchen wusste. Was haben Sie gedacht, als Sie von alldem erfuhren?

D: Das hätte nicht sein müssen. Ich habe damals, wie viele andere in der Wissenschaft auch, meine Hand für die chinesischen Kolleginnen und Kollegen ins Feuer gelegt. Hätte ich von den Forschungsplänen gewusst, hätte ich das nicht so unvoreingenommen gemacht. Ich hätte Fragen gehabt. Dennoch glaube ich weiterhin nicht, dass dieses Labor der Ursprung des Virus ist, aus den genannten sachlichen Gründen. Trotzdem hätte ich in dem Moment gern erfahren, was für Arbeiten da liefen oder geplant waren. Die aktuelle Informationslage ist immer noch nicht so, dass ich meine Unterschrift oder meine Solidarität zurückziehen würde. Aber es war nicht richtig, meine Unterschrift zu erbitten und mir diese Information vorzuenthalten.

M: Für diese Ehrenerklärung gilt mein bereits angeführtes Argument: Sie hat dazu beigetragen, die Laborthese als reine Verschwörung abzutun. Facebook brauchte bis in den Mai 2021, um Sperrungen der Laborthese in seinem Netzwerk zu beenden.[47] Waren Sie von der Wirkung der Erklärung überrascht?

D: Ich glaube nicht, dass sie zu der Zeit eine allzu große Wirkung hatte. Der Tenor war die Solidaritätsbekundung. In dem Papier steht, dass die Gruppe der Unterzeichner Verschwörungstheorien ablehnt, nach denen das Virus einen nicht-natürlichen Ursprung habe. Die Tatsache, dass wir diese Ideen als »Verschwörungstheorien« bezeichnet haben, wurde dann viel später vor allem in den USA zu der Geschichte entwickelt, wir hätten damit jeglicher wissenschaftlichen Befassung mit der Laborthese einen Riegel vorgeschoben. Dabei wurde der Begriff damals auch in US-Leitmedien verwendet. Nur weil eine Gruppe von Wissenschaftlern eine Meinung äußert, ist natürlich überhaupt nichts blockiert in der Wissenschaft.

M: Aber die Berichterstattung der Medien wurde durch das Papier stark beeinflusst. Da bleiben wir unterschiedlicher Meinung. Die Geschichte dieses Virus liefert vermutlich Generationen Stoff für Verschwörungsmythen. Die Leute, die glauben, dass Kennedy von den eigenen Geheimdiensten ermordet wurde, haben sich auch von Tausenden Seiten Untersuchungsberichten nicht vom Gegenteil überzeugen lassen. Auch in dieser Beziehung ist das Virus also vermutlich nie wieder aus der Welt zu bekommen.

D: Das kann ich mir vorstellen. Ich kann hier nur die Grundlagen meiner jetzigen Einschätzung darlegen, mehr geht nicht.

M: WHO-Chef Tedros sagt, die Herkunft des Virus aufzuklären, habe für ihn nicht nur eine wissenschaftliche, sondern auch eine moralische Dimension. Man schulde dies den Opfern.[48] Die WHO-Wissenschaftlerin Maria Van Kerkhove nennt es »unentschuldbar«, wenn nicht alles zur Aufklärung getan würde.[49] So ist es: Wie soll man die nächste Pandemie vermeiden, wenn man nicht einmal weiß, woher die letzte gekommen ist? Glauben Sie, dass Sie mit der WHO-Expertengruppe noch nach China fahren werden und alle Proben, alle Beweise zu sehen bekommen?

D: Ich bezweifle das. Für mich ist es wissenschaftlich enttäuschend, wie das alles gelaufen ist. Es ist verständlich, dass die Verantwortlichen in China nicht über jedes Stöckchen springen, nur weil in einem anderen Teil der Erde bestimmte Ideen aufkommen. Aber ich bin enttäuscht, dass die wissenschaftlich gebotene Nachsuche nach einer natürlichen Quelle bei kommerziell genutzten Wildtieren nicht stattgefunden hat. Gerade weil man die entsprechenden Tierarten kennt, und gerade weil dies nach der ersten SARS-Epidemie vermutlich das zweite Vorkommnis dieser Art in China ist. Damals hat die chinesische Wissenschaft das ohne Vorbehalte erledigt.

Wie verhindern wir die nächste Pandemie? – Aufarbeitung und Vorbeugung

M: Als wir über den Titel für dieses Buch diskutierten, waren Sie an einem Punkt sofort ganz klar. Sie wollten keine Formulierung, die alarmistisch ist und quasi schon die nächste Pandemie ankündigt.

D: Genau, denn daran glaube ich auch nicht. Erstens ist für mich SARS-CoV-2 ein besonders schwerer Fall unter den denkbaren Erregern. Und zweitens bin ich kein Freund von Übertreibungen. Hier sind Ehrlichkeit und Augenmaß gefragt. Eine Pandemie kann wieder passieren, dafür muss man planen. Die Politik muss das Problem ernst nehmen. Man sollte aber nicht in der Öffentlichkeit den Eindruck erwecken, dass schon bald wieder alles zusammenbrechen wird, dass die nächste Pandemie schon um die Ecke lauert.

M: Immer mal wieder gibt es Diskussionen darüber, ob es eigentlich so etwas wie Zyklen für Pandemien gibt – kommt ein großes Ereignis alle fünfzig, alle hundert Jahre? Aber eigentlich weiß man es doch gar nicht, oder?

D: Bei Viren, die eine nachhaltige Immunität auslösen und nicht sehr leicht übertragen werden, bestimmt wahrscheinlich die menschliche Generationsdauer die Länge solcher Zyklen. Das Chikungunya-Virus, das von Moskitos übertragen wird, ist ein Beispiel.[1] Ohne Mobilität kann es regional etwa alle zehn bis zwanzig, manchmal dreißig Jahre zu großen Ausbrüchen beim Menschen kommen, dann sind wieder genügend nicht-immune Personen an einem Ort nachgeboren. Es kann sich ein neuer Übertragungszyklus zwischen Menschen und Moskitos herausbilden. Das Virus infiziert dann immer mehr Menschen, und immer mehr Moskitos nehmen bei der Blutmahlzeit das neue Virus auf.

M: Wie bitte?

D: Ich kann es nicht ändern, so nennt man das. Der Ausbruch schaukelt sich auf und wird nach einiger Zeit durchbrochen durch die entstehende menschliche Immunität – und wo einmal ein Ausbruch war, entsteht so schnell kein neuer mehr.[2]

M: Wir haben schon über das Vogelgrippevirus H5N1 und seinen Übergang zum Menschen gesprochen. Inzwischen befällt der Erreger sogar Kühe, das klingt besorgniserregend.[3]

D: Das finde ich auch. Diese Beobachtung ist neu. Bisher waren Kühe nicht infiziert, und jetzt scheint es vielleicht einen neuen Infektionsmechanismus zu geben, den sich das H5N1-Virus mal eben schnell erschlossen hat. Es wird möglicherweise über die Milch und Melkanlagen verbreitet, vielleicht kann das Virus sogar im Euter der Kühe aktiv replizieren. Das ist erstaunlich. Im Moment kann man gar nicht abschätzen, was das hinsichtlich der Eindämmung und der potenziellen Gefahr für den Menschen bedeutet.

Und das, nachdem erst 2023 so viele Ausbrüche bei wilden und industriell genutzten Karnivoren gefunden wurden, also zum Beispiel bei Seehunden und Nerzen. Das sind eben Säugetiere wie wir, hier können Anpassungen des Virus an den Menschen beginnen. Man sollte sofort und durchgreifend die Verbreitung stoppen.

M: Welche Viren kommen sonst noch als Pandemie-Kandidaten infrage?

D: Für eine Pandemie, die alle Klimazonen betrifft, müsste es schon ein Virus sein, das über die Atemwege übertragen wird. Möglich wäre auch ein neues Virus, das sich über den Gastrointestinaltrakt verbreitet, wie das Norovirus zum Beispiel, das landläufig als Magen-Darm-Grippe bezeichnet wird. Das würde sich aber langsamer verbreiten. In den warmen Klimazonen können außerdem Arbovirus-Ausbrüche vorkommen, meist von Moskitos übertragene Viren. Das kann dann über Monate bis Jahre fast pandemische Ausmaße annehmen. Aber eine schnell verlaufende weltweite Pandemie wie Covid-19 braucht die Übertragung über die Atemwege. Hier gibt es einige Viren, die in Tierarten verbreitet sind, die mit dem Menschen in ständigem Kontakt stehen und ihn auch infizieren können, nur noch nicht effektiv genug. Dazu gehört zuallererst Influenza A. Es gibt nicht nur die H5N1-Vogelgrippeviren, sondern auch bestimmte Formen des Virus, die bereits an Säugetiere angepasst sind und damit einen entscheidenden Schritt auf dem Weg zum Menschen hinter sich haben. H5N1 rangiert momentan hoch auf der Prioritätenliste.[4]
Ein anderer Kandidat ist ein Coronavirus, der Erreger des Middle East Respiratory Syndrome – das MERS-Coronavirus.[5] Die Infektion ist so etwas wie ein Schnupfen beim Dro-

medar-Kamel. Bei Tieren im Mittleren Osten und in Afrika ist dieses Virus weit verbreitet. Es infiziert regelmäßig Menschen, und es kommt zu Mensch-zu-Mensch-Übertragungen. Beim Menschen verursacht es eine schwere Lungeninfektion – schlimmer als Covid-19. Dieses Virus muss man wirklich im Auge behalten, weil die regelmäßigen Übergänge auf den Menschen für das Virus jedes Mal eine neue Gelegenheit der Anpassung darstellen. Eine MERS-Pandemie könnte verheerend sein. Es gibt auch andere Tierviren, die den Menschen befallen können und nach geringfügiger Anpassung möglicherweise über die Atemwege übertragbar werden. Dazu gehören ein paar andere Coronaviren oder bestimmte Paramyxoviren wie zum Beispiel das Nipah-Virus. Aber auch andere Atemwegsviren von Säugetieren kommen infrage.

Abseits dieser Erreger sollte man auch noch andere erwähnen. In den vergangenen Jahren kam es zur Verbreitung des Affenpockenvirus, das eigentlich in Nagern in Afrika vorkommt und schon früher sporadisch Menschen befiel.[6] Mit dem Aussterben der echten Pocken vor Jahrzehnten werden immer mehr Menschen geboren, die weder durch eine Infektion noch durch eine Impfung einen Immunschutz gegen diese Krankheit haben. Da dieser Immunschutz auch gegen das Affenpockenvirus gewirkt hat, bekommt dieses Virus jetzt zunehmend freie Bahn beim Menschen. Früher fiel es gar nicht so sehr auf. Die Übertragung erfolgt hier allerdings nicht oder kaum über die Atemwege, sondern durch direkten Haut- oder Schleimhautkontakt. Zuletzt kam es zu großen Ausbrüchen in bestimmten Communities homosexueller Männer sowie in weniger spezifizierten Bevölkerungsgruppen in einigen afrikanischen Ländern. Auch dieses Virus sollte man im Auge behalten und kontrollieren, da es inzwischen kontinuierlich beim Menschen

vorkommt und damit fast zwangsläufig einem Anpassungsvorgang unterliegt. Gerade bei Pockenviren können solche Anpassungsvorgänge mit einer starken Erhöhung nicht nur der Übertragbarkeit, sondern auch der krankmachenden Wirkung, der Virulenz, einhergehen.
Und noch eine andere Sache will ich nicht unerwähnt lassen: Seit ein paar Jahren beobachten wir vermehrt Fälle von West-Nil-Virus-Infektionen in Ostdeutschland, einschließlich Berlin. Wir wissen, dass dieses Virus inzwischen in heimischen Moskitos ansässig ist und sich auch innerhalb von Deutschland weiterverbreitet.[7] Ich erwarte eigentlich, dass es in den kommenden fünf bis zehn Jahren zu größeren Ausbrüchen kommen wird, jeweils im Spätsommer. Das wird aber nicht die Dimension einer Pandemie haben und auch nicht so schnell gehen. Schlimm aber ist, dass etwa jeder 150. Infizierte eine Hirn- oder Hirnhautentzündung bekommt, die oft Folgeschäden hinterlässt.

M: Am meisten lese ich im Moment über die Invasion der Tigermücke.

D: Das gehört auch zu diesem Thema, da geht es um die Weiterverbreitung von tropischen Viren wie Dengue oder Chikungunya. Allerdings ist die Dichte der sie übertragenden Moskitos bei uns noch nicht so hoch, dass sich diese Viren sehr weit in Deutschland verbreiten würden. Vorübergehende und örtlich begrenzte Ausbrüche sind aber denkbar, wenn solche Viren durch Reisende eingeschleppt werden.

M: Es gibt also eine lange Liste potenzieller Risiken und viel Ungewissheit. Vor der letzten Pandemie galt SARS unter Expertinnen und Experten nicht als die wahrscheinlichste Variante, die eine große Katastrophe auslösen würde.

D: Es gab viele bekannte SARS-Viren bei Fledermäusen, von denen die meisten nicht einmal in Zellen vermehrt werden konnten, weshalb sie zunächst nicht als gefährlich eingestuft wurden. Dass dann SARS-CoV-2 mit einer solch ungewöhnlich hohen Übertragbarkeit kam, war überraschend. Das liegt sicherlich an der Furin-Spaltstelle, über die wir schon gesprochen haben. Sie kommt eben in den anderen SARS-Viren nicht vor. Aber solche Eigenschaften können in der Natur entstehen, wir haben Anzeichen dafür gefunden, und bei sehr nah verwandten Viren ist das belegt.[8] Bei Influenzaviren kennt man das sowieso. Ich nehme an, dass die Furin-Spaltstelle erst nach dem Sprung in einen neuen Wirt entstanden ist, mit einiger Wahrscheinlichkeit in Marderhunden oder anderen Pelztieren. Möglicherweise wurde das Virus dabei erst zum Erreger einer Atemwegsinfektion. Bei Fledermäusen befallen diese Viren nämlich eigentlich den Darm, und dabei dürfte eine Furin-Spaltstelle wegen der dort vorhandenen Verdauungsenzyme eher weniger nützlich sein.

M: Bei aller Ungewissheit kann man eines mit Gewissheit sagen: Die Menschheit hat ziemlich perfekte Voraussetzungen für das Entstehen neuartiger Krankheiten geschaffen. Dazu gehören das Vordringen in tropische Regenwälder, Wildtiermärkte, die Art und Weise und das Ausmaß der Nutztierhaltung – und schließlich der weltweite Reiseverkehr. Was in einem Teil der Welt entsteht, wird sehr schnell auch zu uns kommen.

D: Das kann man so sagen, das sind Bedingungen, die das Entstehen neuartiger Krankheiten begünstigen. Nur ist damit noch keine Pandemie vorausgesagt. Für mich stehen die expandierende Nutztierhaltung und die zunehmende industrielle Haltung von Wildtieren, etwa für die Pelzproduktion, an erster Stelle in dieser Liste wichtiger Faktoren. Vielleicht kann man Letzteres regulieren, an Ersterem wird sich nichts ändern. Im Globalen Süden steigt glücklicherweise in vielen Regionen der Wohlstand, aber damit steigt auch der Fleischkonsum.

M: Sie sitzen in vielen Gremien, in denen die Erfordernisse eines besseren Pandemieschutzes diskutiert werden: bei der WHO, in der SAGO-Kommission, bei der Impfstoff-Allianz CEPI, im Wissenschaftlichen Beratungsgremium des Pandemiefonds der Weltbank, der Länder im Globalen Süden unterstützen soll. Man könnte weitere Gremien aufführen. Mit ihnen allen verbindet sich die Hoffnung, dass der Zyklus aus Panik und Vergessen, den es bisher nach jeder Pandemie gab, jetzt endlich durchbrochen werden könnte.

D: Ich hoffe das auch, aber ich bin mir nicht sicher.

M: Ich auch nicht. Bei der diesjährigen Münchner Sicherheitskonferenz wurde das Thema einer besseren Pandemiebekämpfung auf keiner der großen Veranstaltungen diskutiert. Es wurde in einem kleinen Konferenzraum erörtert, Lauterbach und WHO-Chef Tedros waren dabei, ich habe ihnen aufmerksam zugehört. Beide schienen nicht begeistert, dass dieses bedeutende Thema wieder nach hinten zu rücken droht. Der Satz, die Welt habe jetzt andere Probleme, fällt inzwischen sehr häufig. Das stimmt, aber man sollte nicht vergessen, wie gigantisch die mit einer Pandemie einhergehenden Folgen sind.

D: Diese Politikebene bekomme ich zwar am Rande mit, aber ich interessiere mich eigentlich mehr für die wissenschaftlichen Wege der Pandemiebekämpfung – oder zumindest für die dort entwickelten Ideen. Es gibt viele Ansätze. Ein Pandemievirus noch im Reservoir zu erkennen und dann auszulöschen, halte ich aus mehreren Gründen für nicht machbar. Auch die initialen Übertragungen auf den Menschen zu unterbinden, wird nicht funktionieren, dazu ist die Ökologie einfach zu komplex. Denkbar ist es, die frühesten Mensch-zu-Mensch-Übertragungsketten oder Ausbrüche zu erkennen und zu beenden. Auch dazu fehlt es im Moment an Mitteln, aber es ist organisatorisch und praktisch möglich, wenn man viel Geld in Virusdiagnostik und Meldesysteme investiert. Dann gibt es die Möglichkeit der frühen Intervention, also eine Pandemie, wenn sie da ist, sofort durch einen schon vorbereiteten Impfstoff oder durch ein Medikament wieder zu stoppen – oder zumindest die Krankheitslast zu senken, bevor viele Menschen sterben. Nicht zuletzt sollte man die Gesundheitssysteme stärken, damit die Last besser abgefangen werden kann. Das ist wahnsinnig teuer und bezieht sich nicht nur auf Pandemien. Schwache Gesundheitssysteme sind in großen Teilen der Erde nationale Herausforderungen, gerade im Globalen Süden.

M: In jeder Pandemiekrise gibt es zwei Aufgaben: sie aktuell so gut wie möglich zu bewältigen und dafür zu sorgen, dass sich so etwas möglichst nicht wiederholt. Das ist die Idee des »International Pandemic Accord«, eines Welt-Pandemievertrags, über den bei der WHO in Genf noch hart verhandelt wird. Manche messen einer solchen Vereinbarung für die Weltgesundheit eine ähnliche Bedeutung bei wie dem Pariser Abkommen für das Weltklima. Im Kern geht es in allen Entwürfen immer um zwei gleichrangige Anliegen: Die Industriestaaten wollen so früh wie möglich erfahren, wann ein neuer Erreger auftaucht; sie wollen schnell Daten und umfassende Informationen. Sie wollen vertraglich festhalten, dass dies auch eingelöst werden muss. Und die Länder des Globalen Südens wollen die Zusicherung, dass es einen umfassenden, schnellen und bezahlbaren Zugang zu Medikamenten – vor allem zu Impfstoffen – gibt. Man kann also sagen: Es geht um Lösungen für alles das, was es in der letzten Pandemie nicht oder nicht ausreichend gegeben hat.[9]

D: Die Konzepte im Vertragsentwurf sind richtig, aber ich ahne schon, an welchen Stellen sie Gegensätze hervorrufen werden. Nicht alle Länder haben hier gleiche Vorstellungen, das galt ja schon für die Internationalen Gesundheitsvorschriften ...

M: ... bereits aus dem Jahr 1969 stammende, völkerrechtlich bindende Vorschriften, um die grenzüberschreitende Ausbreitung von Krankheiten zu verhindern und zu bekämpfen.[10]

D: Ein durchgreifender und mit Augenmaß formulierter Pandemievertrag wäre natürlich ein großer Schritt. Aber ich bin im Moment nicht sehr optimistisch.

M: Da sind Sie nicht allein. Und es müsste ein Vertrag sein, der nicht nur gute Absichten beinhaltet, sondern klare Ziele formuliert und einen strengen Mechanismus zur Überprüfung und Sanktionierung bei Verstößen festlegt. Diese Details auszuhandeln, wird in jedem Fall dauern und schwierig werden. Aber es ist jede Mühe wert.

D: Verfolgen Sie diese Verhandlungen eigentlich?

M: Ja, so gut ich kann, es ist ein sehr komplizierter Prozess. Die Erwartungen waren jedenfalls riesig, als sich im Dezember 2021 Vertreterinnen und Vertreter von zweihundert Staaten – teils persönlich in Genf, teils online zugeschaltet – zu einer »Special Session«, der sogenannten »Health Assembly« trafen. Das war erst das zweite Mal in der Geschichte der WHO, ein geradezu historisches Ereignis. Doch sprach man anschließend mit Teilnehmern der Verhandlungen über die Bemühungen um ein Ergebnis, wurde deutlich, wie komplex dieser Plan in seinen Details tatsächlich ist. Man konnte auch viel Emotion und Wut aufseiten der Länder des Globalen Südens spüren, was das Verhalten der westlichen Industriestaaten in der Pandemie angeht. Als die Impfstoffe verfügbar waren, wurde zunächst kaum etwas mit den ärmeren Ländern geteilt. Der reiche Teil der Welt hatte sich unter Einsatz seiner Ellenbogen bereits vertraglich das Gros der Produktion der Pharmaindustrie gesichert. Wir haben bei uns schon geboostert, als in Teilen Afrikas noch nicht einmal das medizinische Personal zum ersten Mal geimpft werden konnte. WHO-Chef Tedros benutzte dafür das hässliche Wort von der »Impfstoff-Apartheid«.[11] Der frühere britische Premierminister Gordon Brown sprach von »neokolonialem Vorgehen«.[12] Bundespräsident Frank-Walter Steinmeier war einer der wenigen hier in Deutschland, die sich beständig für globale Fairness bei der Impfstoffverteilung eingesetzt haben.[13] Ich habe während der Pandemie verschiedentlich mit ihm darüber diskutieren können. Groß war das Echo auf seine entsprechenden Äußerungen nicht. Leider hat der mangelnde Zugang zu bezahlbaren Medikamenten für den ärmeren Teil der Welt eine sehr lange und sehr hässliche Geschichte.

D: Das Grundprinzip des gleichen Zugangs zu Impfstoffen für alle Menschen ist natürlich richtig. Es ist aber nicht ad hoc zu erreichen, und es gibt Situationen, da würden sich Länder im Globalen Süden für das gleiche Investment ganz andere Hilfen wünschen. Wenn beispielsweise eine Pandemie vor allem die Alten schwer erkranken lässt, der Bevölkerungsdurchschnitt aber jung ist, dann stehen andere Pandemie-Maßnahmen im Fokus. Hätten die Länder des Globalen Südens beispielsweise eine funktionierende Krankheitsüberwachung – also Diagnostik und Meldesysteme – gehabt, dann hätten sie selbst sehen können, wann und wie intensiv das Virus sie trifft und ob sie wirklich Lockdowns brauchen. So haben sie in der ersten Welle das gemacht, was die Industrieländer taten, und hatten davon einen unnötigen wirtschaftlichen Schaden. Ich will damit nicht sagen, dass Covid im Globalen Süden harmlos war – wir unterschätzen mit Sicherheit die dortige Dunkelziffer von Covid-Toten. Aber mancherorts hätte man ein bestimmtes Budget, das nun mal begrenzt ist, besser in Krankheitsüberwachung und in die Kapazität des Gesundheitssystems investiert, denn politische Entscheidungen brauchen Daten, nicht nur bei uns. Außerdem hat gerade im Globalen Süden die Behandlung anderer Krankheiten wie Malaria oder Tuberkulose ganz besonders unter Covid gelitten. Das ist ein Problem der schwachen Gesundheitssysteme. Aber dennoch ist Vakzine-Gerechtigkeit ein unverzichtbares ethisches und politisches Ziel.

M: Im April 2020, lange bevor es einen Impfstoff gab, verfasste das Auswärtige Amt ein kluges Papier zur Frage der Impfstoffverteilung. Darin heißt es: »Unsere europäische Antwort auf die Covid-19-Krise muss und wird eine multilaterale sein. Am Ergebnis wird unsere Handlungsfähigkeit und Glaubwürdigkeit, aber auch die des multilateralen

Systems selbst gemessen werden.«[14] Die schöne Vorstellung, dass die Weltgemeinschaft aus dieser Pandemie Wesentliches lernt und zusammenrückt, bleibt voraussichtlich ein nicht zu erreichendes Ideal. Die Hypothek, die wir aus der letzten Pandemie mit uns herumschleppen, trägt dazu bei. Auch Desinformation spielt inzwischen eine große Rolle. Man muss sich nur anschauen, was in Medien wie Fox News so läuft. Da nannte etwa der damalige Moderator Tucker Carlson den WHO-Generaldirektor Tedros einen »Lügner« und »Agenten« Chinas. Der Pandemievertrag der WHO wird als Bedrohung amerikanischer Freiheitsrechte bezeichnet.[15] Die WHO muss ständig gegen Gerüchte ankämpfen, die besagen, dass sie auf Grundlage eines Pandemievertrages befugt wäre, künftig weltweit Lockdowns oder das Tragen von Masken anzuordnen.[16]

D: Aber vieles, was in dem Vertrag steht, kann ja trotzdem umgesetzt werden – nicht alles, nicht zur gleichen Zeit, aber Stück für Stück. Nehmen wir die Länder des Globalen Südens. Sie sind jeweils sehr unterschiedlich, aber man sieht doch, dass lokale Bildungsstrukturen und auch die Gesundheitssysteme – Kliniken zum Beispiel – inzwischen höhere Priorität erhalten. Zur Wahrheit gehört aber auch, dass dies mit anderen Investitionen konkurriert und die Investitionsplanung eine nationale Angelegenheit ist, da können sich die reichen Länder noch so viel wünschen. Manche Länder rutschen gerade jetzt in eine Schuldenkrise, auch im Nachgang der Pandemie. Das, was beispielsweise der Pandemiefonds der Weltbank an Unterstützung leisten kann, erscheint dann wie ein Tropfen auf den heißen Stein.

M: Und wenn wir schon bei den Problemen sind: Es ist unbedingt notwendig, dass Ausbrüche sofort gemeldet werden, dass die Welt gewarnt ist. Es kann den Unterschied zwischen einem lokalen Ausbruch und einer weltweiten Pandemie bedeuten, in diesem schmalen Zeitfenster schnell und entschieden zu handeln. Nur: Die Bereitschaft, sofort zu informieren, hat sich vermutlich nicht verbessert, was leider nicht nur für China gelten könnte. Kann es also sein, dass Vertuschen und Verschweigen noch üblicher werden? Das wäre eine gefährliche Entwicklung und die wohl schwerste Hypothek aus der Covid-Pandemie.

D: Rein technisch wird an der frühen Entdeckung gearbeitet. Internationale Geldgeber fördern inzwischen beispielsweise den Aufbau von Labor-Netzwerken in Afrika, die Pathogene sequenzieren können. Das bringt den beteiligten Instituten einen Entwicklungsschub und verbessert die so wichtige Ausbildung lokaler Labor-Experten. Mein Institut und auch eine ganze Reihe anderer deutscher Institutionen beteiligen sich an solchen Aktivitäten. Die Industrieländer sind dabei nicht nur die uneigennützigen Geldgeber, sondern es gibt durchaus eine Art Investitionsinteresse. Nach dem Motto: Die nächste Pandemie aus dem Globalen Süden möchten wir frühzeitig erkannt und sequenziert haben, um uns besser schützen und Impfstoffe sofort entwickeln zu können. Viel Geld kommt dabei auch aus nicht-staatlichen Stiftungen.

M: Wenn Sie die Gates Foundation meinen, dann sagen Sie es doch.

D: Natürlich, aber es gibt auch andere. Die Bill & Melinda Gates Foundation ist einer der großen Geldgeber in der Förderung globaler Gesundheit, ihr Beitrag ist selbst für den Betrieb der WHO inzwischen essenziell.[17] Diese und andere Stiftungen übernehmen große finanzielle Verantwortung in

Bereichen, in denen man sich auch größere staatliche Investitionen wünschen würde. Deutschland spielt da übrigens eine ganz gute Rolle, der deutsche Beitrag auf dieser multilateralen Ebene ist relativ groß. Aber mir geht es eher um die wechselseitigen Perspektiven der Industrieländer und der Länder des Globalen Südens. Bei allem Interesse an einer Früherkennung von Pandemien vergessen wir in den Industrieländern nach meiner Beobachtung manchmal die dafür notwendigen Voraussetzungen in den Ländern des Globalen Südens. Was ich damit meine, kann man am Beispiel der Sequenzierung gut verdeutlichen. Diese moderne Technik setzt voraus, dass Patientinnen und Patienten in eine medizinische Behandlungsstruktur kommen, also in Krankenhäuser und zugehörige Labore. Das ist aber in vielen Regionen des Globalen Südens nicht selbstverständlich. An funktionierenden Strukturen hängt jedoch die Früherkennung einer Pandemie, denn ein Ausbruch wird eine bestimmte Gruppe von Patientinnen und Patienten betreffen, und die muss man erst mal erkennen. Man braucht also gut ausgebildete Ärztinnen und Ärzte und funktionierende Krankenhäuser. Der Investitionsbedarf ist also immens, und man muss natürlich auch entsprechende Co-Investitionen seitens der jeweiligen Länder einfordern.

M: Wir haben schon darüber gesprochen, dass wir heute die perfekten Voraussetzungen für das Auftreten neuer Krankheiten geschaffen haben. Das ist der Preis der Moderne. Aber ebendiese Moderne ermöglicht auch revolutionäre Fortschritte in der Medizin – vor allem bei der Impfstoffentwicklung.

D: Es gibt ambitionierte politische Pläne, die Produktion von Impfstoffen auch in Ländern des Globalen Südens zu fördern und deren Kapazitäten weiterzuentwickeln oder mancherorts überhaupt erst zu begründen ...

M: ... weshalb die deutsche Außenministerin Annalena Baerbock Ende 2023 in Ruanda war.[18]

D: Aber vor der Produktion kommt die Impfstoffentwicklung, und das ist ein internationales Thema. Sie müssen sich klarmachen, dass keine Firma Impfstoffe entwickeln wird, wenn es keinen Markt dafür gibt. Für ein Pandemievirus gibt es naturgemäß keinen Markt, denn der Erreger ist neu oder zumindest in Normalzeiten extrem selten, sodass man nicht dagegen impft. Es ist relativ einfach, Impfstoffe im Labor herzustellen und beispielsweise an Mäusen zu testen. Dann beginnt die sogenannte klinische Impfstoffentwicklung, die Durchführung von klinischen Studien: Phase I – wird der Impfstoff vertragen? Phase II – löst der Impfstoff eine Immunreaktion aus? Phase III – sind die Geimpften auch wirklich gegen die Infektion oder Erkrankung geschützt? Diese Phasen müssen durchlaufen werden, bevor ein Impfstoff zugelassen werden kann. Das alles ist so wahnsinnig teuer, dass die klinische Entwicklung eines Impfstoffs, der dann nicht eingesetzt wird, eine wirtschaftliche Fehlinvestition wäre. Und es gibt viele Gründe, warum gerade die späten Stadien der klinischen Entwicklung scheitern. Manche Impfstoffe schützen nicht stark genug. Bei anderen stellen sich in der späten Phase, wenn mehr als eine Handvoll Probanden geimpft wurden, doch noch Nebenwirkungen heraus. Und bei manchen Erkrankungen schafft man es aus praktischen Gründen nicht in die Phase III, in der der Schutz nachgewiesen wird.
Stellen Sie sich vor, ein Virus löst eine riesige Epidemie aus, und während wir einen Impfstoff entwickeln, lässt die Epi-

demie nach, noch bevor wir Phase II erreichen. Nun tritt die Krankheit so selten auf, dass eine sehr große Anzahl von Menschen geimpft werden müsste, um statistisch noch eine Wirkung nachzuweisen. Selbst wenn der Impfstoff eigentlich gut funktioniert, ist die Krankheit in der Gruppe der Geimpften genauso selten wie in der Gruppe der Ungeimpften. Außerdem muss die Impfung in der Gruppe der Geimpften relativ frisch sein. Die letzte von zwei oder drei Impfdosen darf nur wenige Wochen zurückliegen, wenn man die Patienten testet, um zu sehen, ob es nach der Infektion zu Symptomen gekommen ist oder die Impfung davor geschützt hat. In solchen Situationen kann es aus rein organisatorischen und statistischen Gründen schwierig sein, einen Impfstoff zu entwickeln. Das ist beispielsweise der Grund, weshalb es keine Impfung gegen die West-Nil-Virus-Infektion gibt, obwohl gute Impfstoffkandidaten verfügbar wären.[19] Es gibt also mehrere Gründe, weshalb erfolgversprechende Entwicklungen in diesem Bereich nicht in die Anwendbarkeit beim Patienten gelangen. Man nennt das Translationslücke.

M: Die Pharmaindustrie folgt der Logik eines auf Gewinn ausgerichteten Geschäftsbetriebs. Sie schaut, wo die größten Gewinne locken. Also wird lieber in ein neues, wenn auch kaum wirksameres Mittel gegen einen Reizdarm investiert als in ein Mittel gegen eine in ärmeren Ländern weit verbreitete Krankheit. Das ist die ebenso oft beschriebene wie beklagte »10/90-Lücke«. Nur zehn Prozent der weltweiten Ausgaben für Forschung im Gesundheitsbereich nutzen der Bevölkerung in den Teilen der Welt, die neunzig Prozent der Krankheitslasten, etwa durch Tropenkrankheiten, tragen.[20] Um den üblichen Marktmechanismus außer Kraft zu setzen, finanzieren genau deshalb große Stiftungen schon seit Jahren die Forschung an Medikamenten und Impfstoffen für den Globalen Süden. Und dann gibt es noch die Impfstoff-Initiative CEPI, deren Geld teils privat, teils staatlich ist. CEPI hat für die nächste Pandemie ein ehrgeiziges Ziel verkündet: Ein Impfstoff soll bereits in den ersten hundert Tagen zur Verfügung stehen.[21]

D: Vielleicht muss man kurz erklären, was CEPI ist. Die »Coalition for Epidemic Preparedness Innovations« ist eine internationale Organisation, ein internationaler Fonds aus staatlichen und Stiftungsmitteln, der die Translationslücke speziell für Pandemie-Impfstoffe schließen will. Ein zentrales Element ist das von Ihnen erwähnte Hundert-Tage-Programm, nach dem ein zugelassener Impfstoff innerhalb von hundert Tagen nach Ausbruch einer neuen Pandemie verfügbar sein soll. Dazu müssen viele Dinge angepackt und verbessert werden. Man denkt dabei erst einmal an wissenschaftliche Innovationen wie die mRNA-Impfstoffe. Aber das ist gar nicht die größte Herausforderung. Die größte Hürde ist es, die verschiedenen Stufen und Prozesse in der klinischen Impfstoffentwicklung zu koordinieren. Statt die erste Phase der klinischen Studien abzuschließen und dann den behördlichen Bewertungsprozess zu durchlaufen, um anschließend mit der nächsten Phase fortzufahren, sollte ein paralleles, verschachteltes Vorgehen angestrebt werden, um Zeit zu gewinnen.

M: So ähnlich lief es in der Covid-19-Pandemie bereits. Aus der Not heraus wurden die Verfahren gestrafft und beschleunigt. Solange es nachweislich nicht auf Kosten der Sicherheit geht, ist so ein Verfahren nicht zu beanstanden.

D: Genau. Nur wurde damals improvisiert, und ein paar Dinge sind zum Glück einfach gut gelaufen. Zum Beispiel waren die frühen Ergebnisse der mRNA-Vakzinen einfach überraschend gut. Das kann beim nächsten Virus anders aussehen. Jedenfalls will man jetzt im Hundert-Tage-Programm aus den Erfahrungen lernen, die Abläufe weiter verbessern und einen formalen Rahmen dafür schaffen. Außerdem braucht es einige Zentren, an denen international die Kräfte gebündelt werden, beispielsweise klinische Studienzentren, an denen Erprobungen mit höherer Effizienz durchgeführt werden können. Das können Zentren im Globalen Süden sein, wo man den Schutz gegen dort vorkommende Krankheiten besser beurteilen kann, oder Zentren für menschliche Schutzstudien, in denen Freiwillige unter kontrollierten Bedingungen infiziert werden und die Wirksamkeit von möglichen Impfstoffen bewertet werden kann.

M: So ein Vorgehen existiert tatsächlich noch? Damit verbinden sich gravierende ethische Fragen.

D: Man will unter sehr kontrollierten Bedingungen dahin zurückgehen. Natürlich nur für ausgewählte Anwendungen, eben beispielsweise, um die klinische Entwicklung eines Impfstoffs im Fall einer Pandemie abzukürzen. Es gibt technische und pharmazeutische Wege, um so etwas bei minimalem Risiko durchzuführen. Aber da sind wir noch nicht.

M: Am Ende wird jeder technische Fortschritt nicht ausreichend helfen, wenn die Menschen kein Vertrauen haben. Die Impfskepsis während und vor allem nach Covid-19 ist eine problematische Entwicklung. Medizin und Politik müssen sich überlegen, wie sie diesem Phänomen klug und wirksam begegnen können.

D: Ja, aber man wird auch in Zukunft Pandemien durch Impfungen beherrschen. Die Vorstellung, dass man ohne Impfungen weiterkommt, halte ich für sehr gewagt. Die Leopoldina hat in einer Stellungnahme das Problem aus einer anderen Perspektive beleuchtet, insbesondere im Hinblick auf antivirale Medikamente.[22] Hier besteht noch erheblicher Forschungsbedarf. Es wäre durchaus sinnvoll, das Ziel zu verfolgen, neue Wirkstoffe gegen ganze Virenfamilien zu entwickeln und auch bereits die ersten Schritte der klinischen Entwicklung zu unternehmen. Das wäre natürlich teuer und müsste gut koordiniert werden, aber es geschieht in manchen Ländern schon. In Deutschland konnte man sich nicht dazu durchringen. Die Stellungnahme der Leopoldina betont jedoch, dass Medikamente einen Impfstoff nicht ersetzen können. Sie sind eher für besonders gefährdete Personen gedacht oder für den Fall, dass die Infektion bereits eingetreten ist. Wie man es auch betrachtet, um Impfungen kommen wir nicht herum. Darum ist zu hoffen, dass das Impfvertrauen wieder zunimmt. Die kommenden Krebs-Impfungen werden hoffentlich ganz entscheidend dazu beitragen.

M: Jetzt haben wir die globale Lage betrachtet, sprechen wir doch abschließend noch einmal über Deutschland. Ich fürchte, dass wir auf einen nächsten Pandemiefall zugleich besser und schlechter vorbereitet sind. Medizinisch besser, mental schlechter. Um das zu ändern, müssten wir die Chance ergreifen, die vergangene Pandemie konsequent aufzuarbeiten und entsprechende Lehren daraus zu ziehen.

D: Zur medizinischen Seite des Problems würde ich sagen: Da sind Verbesserungen unterwegs, aber wir haben in Deutschland durchaus strukturelle Probleme, die sich nicht so leicht überwinden lassen. Einige der erfolgreichen

Ansätze in anderen Ländern haben sich über einen langen Zeitraum entwickelt, nicht primär zur Bewältigung einer Pandemie, sondern aus anderen Gründen. Ich denke da an Strukturen für klinische Studien, Bevölkerungsstichproben oder den allgemeinen Zugang zu medizinischen Daten, die man wissenschaftlich auswerten kann. All das wurde jetzt auch bei uns angeschoben. Wenn man aber jetzt in Deutschland eine Zeit lang gezielte Investitionen allein in die Pandemiemedizin tätigt, wird wohl bald der dafür notwendige Elan schwinden – weil die nächste Pandemie hoffentlich noch weit entfernt ist. Ich finde es daher richtig, bestimmte Mittel, die für die Pandemiebekämpfung aufgelegt wurden, für eine breitere Verbesserung der medizinischen Strukturen zu nutzen. Die Mittel für die Finanzierung von Forschungsstrukturen müssen also thematisch ausgedehnt werden. Ein Problem bleibt aber: Die Medizin ist die Feuerwehr, und die kostet auch dann Geld, wenn die Einsatzfahrzeuge nur in der Feuerwache stehen. Das muss jemand bezahlen, und die Krankenkassen werden nicht einverstanden sein, diese strukturellen Kosten zu übernehmen. Was manchmal außerdem vergessen wird: Wir leben in unsicheren Zeiten. Unvorhergesehene Belastungen des Gesundheitssystems können auch durch andere Gefahren entstehen wie beispielsweise kriegerische Auseinandersetzungen, Terrorismus oder Wetterextreme. Alle diese Ereignisse erfordern separate Budgets, die letztendlich aus Steuergeldern finanziert werden müssen.

M: Absolut. Ein Teil dieser medizinischen Gefahrenabwehr ist Aufgabe des Staates. Dazu gehören die Bevorratung von Schutzausrüstung oder auch die 2022 zwischen der Bundesregierung und fünf deutschen Pharmafirmen geschlossenen »Pandemie-Bereitschaftsverträge«. Ein ebenso einfacher wie notwendiger Gedanke liegt dem zugrunde: Es fließt Geld, dafür werden für den Ernstfall Produktionskapazitäten vorgehalten.[23] Hoffentlich gelten solche Anstrengungen dauerhaft, das heißt auch in Zeiten, in denen gespart werden muss. Die wirtschaftlichen Lasten einer Pandemie sind enorm, Vorsorge zu treffen kommt in jedem Fall billiger.

D: Damit ist die pharmazeutische Produktion gemeint. Aber bis wir so weit sind, über Impfstoffproduktion nachzudenken, werden wir auch in der nächsten Pandemie wieder eine Phase durchlaufen, die nur durch schmerzhafte nicht-pharmazeutische Interventionen zu beherrschen ist. Und damit sind wir wieder am Anfang unseres Gesprächs.

M: Das jetzt aber auch zu Ende geht. Keine Pandemie der Weltgeschichte ist so gut dokumentiert wie Covid-19 …

D: … deshalb ist es mir auch so wichtig, das Vergessen, das jetzt schon wieder eingesetzt hat, aufzuhalten. Ein politischer oder gesellschaftlicher Aufarbeitungsprozess setzt voraus, dass wir die damals herrschende Situation klar vor Augen haben und sie nicht aus einer Warte der überstandenen Gefahr bewerten, sondern aus der Warte der damaligen Bedrohung und Unsicherheit. Denn aus Unsicherheit heraus werden auch beim nächsten Mal die Entscheidungen getroffen werden müssen.

M: Ja, und eine der offenen Fragen ist: Wo werden diese Entscheidungen dann getroffen? Hoffentlich nicht wieder in einer Runde aus Kanzler oder Kanzlerin mit den Ministerpräsidentinnen und Ministerpräsidenten, die sich dann in Details verliert. Die großen Fragen der Politik müssen immer auf der höchsten exekutiven Ebene und unter enger

Einbindung der Parlamente entschieden werden. Aber für ein schnelles und zugleich zupackendes Krisenmanagement braucht es Erfahrung und Struktur. Es existiert inzwischen ein Konzept für einen Krisenbeauftragten mit eigenem Stab, der im Kanzleramt angesiedelt sein würde. Das wäre eine permanente Einrichtung, die bei Ereignissen von nationaler Tragweite das Krisenmanagement an sich ziehen würde. Eine Reihe hochrangiger Beamter und Carsten Breuer, der Corona-General von Olaf Scholz, haben dieses Konzept entwickelt. Das ist ein guter Ansatz, der nicht nur für Pandemien relevant ist.[24] Der ehemalige Innenminister Thomas de Maizière machte zudem den sinnvollen Vorschlag, dass die politischen Führungskräfte selbst an großen Katastrophenübungen teilnehmen sollten.[25]

D: Für die Politik würde ich jedenfalls hoffen, dass sie nicht glaubt, jetzt einfach alle Kontrollmaßnahmen von Covid-19 extrapolieren zu können. Manche dieser Kontrollmaßnahmen sind nicht generalisierbar, es kommt auf das Virus an. Grundsätzliche Eigenschaften können beim nächsten Mal ganz anders aussehen.

M: Hoffentlich gibt es bis dahin eine gründliche Aufarbeitung. Eine Enquetekommission des Bundestages ist überfällig.

D: In welcher Form auch immer, aber diese Aufarbeitung ist nötig. Ich würde sie nicht am 1. Januar 2020 beginnen lassen, sondern mindestens zehn Jahre vorher. Die Kontrollierbarkeit einer Pandemie hängt von den sozialen, wirtschaftlichen und strukturellen Bedingungen eines Landes ab. Diese wurden von der Politik über lange Zeit geformt. Hier sollte man schon mal schauen, was eigentlich gegenüber anderen Ländern, in denen die Kontrolle besser oder schlechter als bei uns lief, die Unterschiede waren.

M: Eine entscheidende Voraussetzung für Resilienz in einer Gesellschaft ist, dass es ein möglichst großes Vertrauen der Bürgerinnen und Bürger in die politischen Entscheidungen gibt. Zu Beginn der Pandemie existierte es, am Ende der Pandemie war es spürbar geschrumpft. Und bei manchen existierte es überhaupt nicht mehr. Dafür kann man, wenn man es sich einfach machen will, die Politik allein verantwortlich machen. Aber Vertrauen entsteht oder schwindet auch dann, wenn Teile der Wissenschaft oder der Medien Seriosität, Faktentreue und Transparenz vermissen lassen. Zu einer Aufarbeitung gehört, dass alle ihr Handeln noch einmal bewerten und sich kritische Fragen stellen.

D: Die Medien haben während der Pandemie stark polarisiert. Dabei sollten sie doch gerade in solchen Zeiten eine Wächterfunktion haben.

M: Und diese müssen sie auch klug und nachdrücklich verteidigen. Vor allem die sozialen Medien sorgen heute dafür, dass in unserer Gesellschaft alles leicht entzündlich ist. Aber auch in manchen Medien ist Polarisierung inzwischen zum Geschäftsmodell geworden, eine Entwicklung, die wir aus den USA kennen und die, so fürchte ich, auch in Deutschland eher noch zunehmen wird. Umso wichtiger, sich dieser fatalen Entwicklung zu entziehen und einen Journalismus zu praktizieren, der klüger macht und nicht erregter. Der ergebnisoffen recherchiert, auf Fairness setzt und transparent mit seinen Quellen und seinen Fehlern umgeht. Und das nicht nur in Krisenzeiten. Das würde ich mir von der Wissenschaft genauso wünschen.

D: Aus meiner Warte kann ich sagen: Politikberatung sollte transparent verlaufen und die entscheidenden Eckpunkte verschriftlichen, auch für die Öffentlichkeit, ohne Ausnahme. Die Beratung kann von der Politik bestellt werden, aber die Wissenschaft sollte über die Besetzung der Gremien mitentscheiden, oder besser: entscheiden.

M: Unbedingt erforderlich ist, dass auf allen Ebenen die notwendige Transparenz hinsichtlich des politischen und wissenschaftlichen Handelns in der Pandemie hergestellt wird. Das gilt für alle Institutionen, im Bund ebenso wie in den Ländern. Es ist doch ein Unding, dass sich Behörden und Ministerien lieber vor Gerichten verklagen lassen, als freiwillig Dokumente aus dem Pandemie-Management herauszugeben. Ja, Halbsätze werden missbraucht oder skandalisiert, aber langfristig führt die Weigerung, Transparenz herzustellen, zum größten Schaden. Ich habe es schon gesagt, aber es ist wichtig genug, es noch einmal zu wiederholen: Die SARS-CoV-2-Pandemie stellt eine historische Ausnahmesituation dar, und es wäre ein fataler Fehler, wenn wir uns nicht in größtmöglicher Offenheit über das Handeln in dieser Zeit Rechenschaft ablegen würden.

D: Die wissenschaftliche Beratung und die daraus resultierenden Entscheidungen der Politik sollten im Zentrum jeder Aufarbeitung stehen. Aber eines wäre mir dabei sehr wichtig: Die Wissenschaftlerinnen und Wissenschaftler, die sich hier in Deutschland an der öffentlichen Diskussion beteiligt oder die Politik beraten haben, dürfen bei einer nachträglichen Evaluation keine Rolle spielen.

M: Also Sie auch nicht.

D: Keinesfalls. Eine solche Evaluation sollte nach meiner Meinung komplett aus dem Ausland kommen.

M: Nachdem Sie so oft Großbritannien gelobt haben – ich habe auch etwas, wofür man das Land einfach loben muss.

D: Ja, ich ahne, was Sie meinen, nämlich dass dort so berührend an die Opfer der Pandemie erinnert wird – mit einem Nationalen Denkmal, der »National Covid Memorial Wall«, und einem Tag der Erinnerung. Das geht auf die Empfehlungen einer Kommission zurück.[26]

M: Der Tod ist untrennbar mit Trauer verbunden. Ich erinnere mich, inmitten der Pandemie mal danach gesucht zu haben, wo an die Opfer der großen Seuchen gedacht wird. Es gibt das berühmte Gelübde von Oberammergau aus dem Jahre 1633, nach überstandener Pest aus Dankbarkeit alle zehn Jahre Passionsfestspiele aufzuführen. Aber sonst? An die Opfer von Kriegen wird praktisch in jeder Stadt auf die eine oder andere Weise erinnert, mit Denkmälern oder in Kirchen. Fündig wurde ich im Innenhof des Hamburger Rathauses. Dort steht ein Brunnen aus dem Jahr 1896, der ursprünglich Merkur, den Gott des Handels, zeigen sollte. Hanseatisch eben. Nach der Choleraepidemie von 1892 entschied man sich, ihn den mehr als 8000 Opfern zu widmen. So steht bis heute Hygieia, die griechische Göttin der Gesundheit, auf der Brunnenschale.

D: Das Erinnern hat einen hohen symbolischen Wert. Viele Menschen erkennen den wahren Wert der Gesundheit erst, wenn sie in Gefahr gerät.

Drei Jahre Pandemie –
Als plötzlich nichts mehr normal war[*]

Eine Chronologie

2020

27. Januar: Die erste Infektion in Deutschland ist bestätigt: Ein Mitarbeiter des Autozulieferers Webasto in Stockdorf bei München hat sich mit Covid-19 angesteckt.

25./26. Februar: Baden-Württemberg und Nordrhein-Westfalen melden erste nachgewiesene Fälle. Weitere Bundesländer folgen, am 10. März hat Sachsen-Anhalt als letztes Bundesland seinen ersten Fall.

9. März: In Nordrhein-Westfalen gibt es die ersten deutschen Todesfälle. Gesundheitsminister Jens Spahn (CDU) mahnt zur Vorsicht und rät zur Absage großer Veranstaltungen.

12./13. März: Immer mehr Theater und Konzerthäuser stellen den Spielbetrieb ein. Die Fußball-Bundesliga pausiert. Wenige Tage später kündigen erste Konzerne an, Fabriken vorübergehend zu schließen.

16. März: An den Grenzen zu Frankreich, Österreich, Luxemburg, Dänemark und der Schweiz gibt es Kontrollen und Einreiseverbote. In den meisten Bundesländern sind Schulen und Kitas geschlossen.

---

[*] © ARD-aktuell

22. März: Bund und Länder beschließen strenge Maßnahmen: Ansammlungen von mehr als zwei Menschen werden verboten. Ausgenommen sind Angehörige, die zusammen in einem Haushalt leben. Cafés, Kneipen, Restaurants und Friseure müssen schließen.

25. März: Der Bundestag stellt eine »epidemische Lage von nationaler Tragweite« fest. Diese erlaubt der Regierung, ohne Zustimmung des Parlaments Verordnungen zu erlassen.

22. April: Die wirtschaftlichen Folgen der Corona-Krise sollen abgemildert werden. Für Firmen, Arbeitnehmer und Gastronomie werden milliardenschwere Hilfen beschlossen.

6. Mai: Etliche Bundesländer waren mit Lockerungen bereits vorgeprescht, nun beschließt der Bund: Die Länder bekommen weitgehend selbst die Verantwortung dafür, Beschränkungen aufzuheben – unter anderem für Hotels, Gastronomie, Geschäfte, Fahrschulen, Schwimmbäder und Fitnessstudios.

29. August: In Berlin protestieren Zehntausende gegen die Maßnahmen. Dabei kommt es zu Gewalt. Demonstranten durchbrechen Absperrungen vor dem Reichstag. Die Polizei nimmt 200 Menschen fest. Unter ihnen auch der rechtsextreme Verschwörungstheoretiker Attila Hildmann.

2. November: Die Infektionszahlen steigen. Ein Teil-Lockdown mit Einschränkungen bei Kontakten und Freizeitaktivitäten tritt in Kraft. Bundeskanzlerin Angela Merkel hofft auf einen »Wellenbrecher«-Effekt, der einen Wendepunkt bei den stark steigenden Fallzahlen bringen soll. Das Ziel: ein Grenzwert von 50 Fällen pro 100 000 Bürgern in einer Woche. Nur dann sei eine Nachverfolgung der Infektionsketten durch die Gesundheitsämter möglich.

18. November: Bundestag und Bundesrat legen fest, welche Beschränkungen Länder und Behörden wegen der Pandemie verhängen dürfen. Die bundesweite Inzidenz liegt bei 138,9.

2. Dezember: Der sogenannte Teil-Lockdown wird verlängert. Als erstes Land erteilt Großbritannien dem Impfstoff des Mainzer Herstellers BioNTech und des US-Pharmakonzerns Pfizer eine Notfallzulassung und startet seine Impfkampagne wenige Tage später.

21. Dezember: Das Vakzin von BioNTech/Pfizer erhält die bedingte Marktzulassung in der EU.

24. Dezember: Die zuerst in Großbritannien festgestellte Variante Alpha wird erstmals auch in Deutschland nachgewiesen.

27. Dezember: In der Bundesrepublik beginnen offiziell die Impfungen – zuerst für Menschen über achtzig Jahre, Pflegeheimbewohner sowie Pflegekräfte und besonders gefährdetes Krankenhauspersonal. Zu den ersten, die in Deutschland den Wirkstoff der Unternehmen BioNTech und Pfizer erhalten, zählen eine 101-Jährige in Berlin, eine 95 Jahre alte Frau in Nordrhein-Westfalen und eine Krankenschwester in Frankfurt am Main.

2021

6. Januar: Der Impfstoff von Moderna wird in der EU zugelassen. Nach dem Mittel von BioNTech und Pfizer ist es der zweite in der Europäischen Union zugelassene Covid-19-Impfstoff.

19. Januar: FFP2-Masken oder OP-Masken in Bus und Bahn sowie beim Einkaufen werden obligatorisch. Alltagsmasken sind damit nicht mehr zugelassen.

27. Januar: Die Zahl der Infizierten in Deutschland übersteigt die Zwei-Millionen-Marke. Arbeitgeber werden verpflichtet, Mitarbeitern in bestimmten Fällen das Arbeiten im Homeoffice anzubieten.

29. Januar: Der Impfstoff von AstraZeneca darf nun auch in der EU genutzt werden. Es ist die dritte Zulassung eines Covid-19-Impfstoffs in der Europäischen Union. Für Deutschland bleibt die Ständige Impfkommission bei ihrer Empfehlung, den AstraZeneca-Impfstoff nur Unter-65-Jährigen zu verabreichen.

22. Februar: In mehreren Bundesländern dürfen Kinder wieder Schulen und Kitas besuchen. Es ist die erste größere Lockerung seit Dezember.

11. März: Die Europäische Arzneimittel-Agentur (EMA) lässt auch das Vakzin von Johnson & Johnson zu, das nur einmal gespritzt werden muss.

24. März: Nach massiver Kritik kippt Bundeskanzlerin Merkel die zuvor von Bund und Ländern vereinbarte »Osterruhe«. In einer wohl historischen Erklärung entschuldigt sie sich für die Beschlüsse.

21. April: Der Bundestag beschließt eine Bundes-Notbremse gegen die dritte Corona-Welle. Bei hohen Inzidenzen gelten unter anderem nächtliche Ausgangsbeschränkungen.

7. Juni: Mit dem generellen Wegfall der Priorisierung können sich in Deutschland alle Menschen ab zwölf Jahren gegen Corona impfen lassen. Ärzte fürchten einen großen Ansturm Impfwilliger.

8. Juli: Die hochansteckende Delta-Variante herrsche hierzulande mittlerweile vor, teilt das Robert Koch-Institut (RKI) mit.

16. August: Die Ständige Impfkommission (STIKO) empfiehlt Impfungen nun auch für Kinder und Jugendliche zwischen 12 und 17 Jahren.

7. September: Künftig sollen sich Maßnahmen gegen die Pandemie vor allem an der Zahl der Krankenhausaufnahmen orientieren, beschließt der Bundestag. Bisheriger Maßstab waren die Infektionszahlen. Beschlossen wird außerdem eine Auskunftspflicht über Impfungen: Arbeitgeber in Pflegeheimen, Schulen und Kitas sollen Beschäftigte künftig abfragen können, ob sie geimpft sind.

1. November: Bei Verdienstausfällen wegen angeordneter Quarantäne erhalten die meisten Ungeimpften von nun an keine staatliche Entschädigung mehr.

24. November: Das neue Infektionsschutzgesetz tritt in Kraft. Es sieht unter anderem 3G am Arbeitsplatz, in Bussen und Zügen vor – Zutritt also nur noch geimpft, genesen oder getestet.

26. November: Die Weltgesundheitsorganisation (WHO) stuft die im südlichen Afrika nachgewiesene neuartige Corona-Variante Omikron als »besorgniserregend« ein.

2. Dezember: Bund und Länder bringen strengere Regeln auf den Weg, um die vierte Welle zu brechen. Die Kontaktbeschränkungen für Ungeimpfte werden verschärft. Bei hohen Inzidenzen werden Diskotheken geschlossen, die Besucherzahlen für Großveranstaltungen werden stark eingeschränkt.

20. Dezember: Mit dem Impfstoff Nuvaxovid von Novavax wird das fünfte Präparat in der EU zugelassen.

2022

7. Januar: Bund und Länder beschließen die 2G-plus-Regel für Restaurants, Cafés und Kneipen. In einigen Bundesländern gilt diese bereits. Geimpfte und Genesene müssen demnach einen tagesaktuellen negativen Corona-Test oder eine Auffrischungsimpfung vorweisen.

24. Januar: Trotz des rasanten Anstiegs der Infektionszahlen wollen Bund und Länder die Corona-Maßnahmen vorerst nicht verschärfen.

1. Februar: Ohne Booster sind EU-Impfzertifikate künftig neun Monate nach der Grundimmunisierung gegen das Virus ungültig.

16. Februar: Bund und Länder einigen sich auf Lockerungen: Geimpfte und Genesene dürfen sich ohne Beschränkungen treffen. Die Begrenzung auf zehn Personen fällt weg.

16. März: Die sogenannte einrichtungsbezogene Impfpflicht gilt für Arbeitnehmer in Pflegeberufen. Vorangegangen ist eine lange

Diskussion um eine Pflicht zur Corona-Impfung. Gespeist wurde sie aus der im europäischen Vergleich eher niedrigen Impfquote in Deutschland.

3. April: Die meisten staatlichen Corona-Auflagen fallen weg. Nach zwei Jahren ist im Einzelhandel der Einkauf ohne Masken möglich. Die Maskenpflicht gilt in der Regel nur noch in Bus und Bahn, in Krankenhäusern oder Pflegeheimen.

7. April: Im Bundestag scheitert ein Entwurf für eine allgemeine Corona-Impfpflicht deutlich, zunächst für Menschen ab sechzig Jahren. 296 Abgeordnete stimmen dafür, dagegen sind 378.

24. Mai: Die STIKO empfiehlt nun auch gesunden Kindern zwischen fünf und elf Jahren eine Corona-Impfung.

24. Juni: In der EU wird der mittlerweile sechste Corona-Impfstoff zugelassen, erst mal nur für Menschen von 18 bis 50 Jahren. Das Produkt der Firma Valneva enthält abgetötete Viren.

2. September: Die Europäische Kommission lässt zwei an die Omikron-Variante angepasste Corona-Impfstoffe zu.

17. November: Die STIKO empfiehlt die Corona-Impfung für vorerkrankte Kinder von sechs Monaten bis vier Jahren.

2023

1. Januar: In den Bundesländern und bei Pflegeeinrichtungen hatte sie für viel Kritik gesorgt: Nun fällt die einrichtungsbezogene Impfpflicht weg.

11. Januar: RKI-Chef Lothar Wieler gibt nach rund acht Jahren seinen Rücktritt zum 1. April 2023 und wechselt ans Hasso-Plattner-Institut (HPI) in Potsdam.

2. Februar: Die Maskenpflicht im öffentlichen Fernverkehr endet. Damit fallen für die meisten Menschen in Deutschland die letzten sichtbaren Corona-Schutzmaßnahmen im Alltag weg.

Anmerkungen

1 Die Pandemie und die Politik

1. https://promedmail.org/.
2. https://www.nytimes.com/2020/03/22/opinion/fred-trump-spanish-flu.html?smid=url-share.
3. Malte Thießen, *Immunisierte Gesellschaft: Impfen in Deutschland im 19. und 20. Jahrhundert*, Göttingen 2017.
4. Munster, *Science* 325, 48-3.
5. Itoh, *Nature* 460, 1027-27.
6. https://www.politico.com/news/2020/05/04/joe-biden-contain-h1n1-virus-232992.
7. Werner Lange in »Pandemien-Szenarien«, veröffentlicht vom Bundesamt für Bevölkerungsschutz und Katastrophenhilfe 3/2007; *FAZ* vom 11. September 1957, »Die Asiatische Grippe ist harmlos«; *Süddeutsche Zeitung* vom 16. Mai 2020, »Immun gegen die Angst«.
8. https://www.rki.de/DE/Content/Infekt/EpidBull/Archiv/2020/Ausgaben/02_20.pdf?__blob=publicationFile.
9. https://www.washingtonpost.com/investigations/interactive/2023/china-lab-safety-risk-pandemic/.
10. https://www.bundesregierung.de/breg-de/aktuelles/rede-von-bundeskanzlerin-merkel-beim-g20-dialogforum-wissenschaft-s20-am-22-maerz-2017-in-halle-saale--391250.
11. https://www.ncbi.nlm.nih.gov/nuccore/MN908947.2.
12. https://www.who.int/docs/default-source/coronaviruse/protocol-v2-1.pdf?sfvrsn; Corman et al., Eurosurveillance 2020;25(3):pii=2000045.
13. https://www.tagesschau.de/inland/hintergrund-coronavirus-101.html.
14. Zitiert in: Niall Ferguson, *Doom. Die großen Katastrophen der Vergangenheit und einige Lehren für die Zukunft,* München 2021.
15. https://www.spiegel.de/wissenschaft/medizin/coronavirus-forscher-christian-drosten-ruft-zu-vorsichtsmassnahmen-auf-a-32619951-58fa-4227-9204-88623e5391f2.
16. https://www.tagesschau.de/inland/coronavirus-interview-101.html.

17 https://www.spiegel.de/politik/krank-auf-verdacht-a-67cf1642-0002-0001-0000-000043066022?context=issue.
18 https://www.gesetze-im-internet.de/ifsg/index.html; Beratungen zur Reform des Bundesseuchengesetzes 1960/1961, Parlamentsunterlagen und Presseartikel im Besitz von Georg Mascolo.
19 https://www.automobil-produktion.de/management/startschuss-fuer-neuen-webasto-standort-im-chinesischen-wuhan-295.html.
20 https://www.tagesschau.de/inland/coronavirus-deutschland-107.html.
21 Wölfel et al., *Nature* 581, 465–469 (2020).
22 Böhmer et al., *Lancet Infect Dis* 2020; 20: 920–28.
23 Höhl et al., N Engl J Med 2020;382:1278-1280.
24 https://www.nytimes.com/2020/01/25/world/asia/china-markets-coronavirus-sars.html.
25 Bericht über die Lükex-Übung im Besitz von Georg Mascolo.
26 https://www.academia.edu/41743064/Systemic_Risk_of_Pandemic_via_Novel_Pathogens_Coronavirus_A_Note; https://www.newyorker.com/news/daily-comment/the-pandemic-isnt-a-black-swan-but-a-portent-of-a-more-fragile-global-system.
27 https://www.sueddeutsche.de/muenchen/coronavirus-muenchen-klinikum-schwabing-1.4777933.
28 https://www.tagesschau.de/faktenfinder/spahn-corona-113.html.
29 https://www.tagesspiegel.de/gesellschaft/panorama/spahn-warnt-vor-ausgrenzung-infizierter-8106739.html.
30 https://www.stern.de/gesundheit/vogelgrippe-der-gefluegelte-tod-3503068.html.
31 https://www.who.int/director-general/speeches/detail/munich-security-conference.
32 https://www.chinadaily.com.cn/a/202002/16/WS5e490ce7a310128217277dc8.html.
33 https://www.zeit.de/gesellschaft/zeitgeschehen/2020-02/li-wenliang-arzt-coronavirus-warnung-tod-china-regierung.
34 Xu, *BMJ*. 2020 Feb 19; 368:m606. doi: 10.1136/bmj.m606., Chang, *JAMA*. 2020 Mar 17; 323(11):1092-1093. doi: 10.1001/jama.2020.1623., Li, *N Engl J Med* 2020; 382:1199-1207, und weitere.
35 Vermerk über dieses Gespräch im Bundesministerium des Innern im Besitz von Georg Mascolo.
36 Vermerke und Szenarienpapiere verschiedener Bundesministerien im Besitz von Georg Mascolo.
37 https://www.sueddeutsche.de/politik/corona-bundestag-schaeuble-1.4867460; https://www.sueddeutsche.de/politik/corona-grundgesetz-aenderung-wolfgang-schaeuble-1.4868353.
38 https://www.dgai.de/alle-docman-dokumente/aktuelles/1283-difkm-sars-

cov-2-erfahrungen-aus-f-bericht-und-empfehlungen-finale-version-pdf/file.html.

39 Später kam es zu Diskussionen über die Korrektheit des Berichtes der Katastrophenmediziner, der in Deutschland ein erhebliches Echo gefunden hatte: https://www.tagesspiegel.de/wissen/verwirrung-um-triage-verfahren-an-universitats-klinik-in-strassburg-7448737.html.
40 Zitiert nach einem Vermerk des Bundesministerium des Innern, im Besitz von Georg Mascolo.
41 NDR-Podcast *Das Coronavirus-Update* vom 26. Februar 2020 und Folge 3 vom 28. Februar 2020; https://www.ndr.de/nachrichten/info/Coronavirus-Update-Die-Podcast-Folgen-als-Skript,podcastcoronavirus102.html.
42 O'Driscoll, *Nature* 2020 590, 140–145 (als Preprint im August 2020 veröffentlicht).
43 Protokoll des Innenausschusses, im Besitz von Georg Mascolo.
44 Markel et al., *JAMA* 2007 Aug 8;298(6):644-54.
45 https://www.spiegel.de/politik/deutschland/coronavirus-was-angela-merkel-und-jens-spahn-sagen-a-0dc7c96f-67b1-4133-8ca3-4641ba78f40d?sara_ref=re-xx-cp-sh.
46 https://www.bundesregierung.de/breg-de/themen/coronavirus/beschluss-zu-corona-1730292.
47 https://www.sueddeutsche.de/bayern/coronavirus-bayern-schulen-kitas-geschlossen-1.4843311; https://www.tagesschau.de/inland/corona-schulschliessungen-103.html.
48 Jens Spahn, *Wir werden einander viel verzeihen müssen*, München 2022.
49 Murphy et al., *Phil. Trans. R. Soc. A* 381: 20230132.
50 Interview mit Lothar Wieler https://www.zeit.de/2023/05/lothar-wieler-rki-ruecktritt-corona-pandemie.
51 NDR-Podcast *Das Coronavirus-Update* vom 12. und 13. März 2020.
52 https://www.rki.de/DE/Content/Infekt/EpidBull/Archiv/2020/Ausgaben/12_20.pdf?__blob=publicationFile; https://g-f-v.org/massnahmen-bei-schulbeginn/.
53 Cluster of COVID-19 in northern France: A retrospective closed cohort study, https://www.medrxiv.org/content/10.1101/2020.04.18.20071134v1.
54 Bi et al., *MedRxiv* https:// doi.org/10.1101/2020.03.03.20028423.
55 Zhang et al., *Science* 368 (6498), 1481-1486.
56 Diskussion im NDR-Podcast *Das Coronavirus-Update* vom 28. April, 30. April und 24. Juni 2020 und Literaturhinweise darin.
57 Kim et al., *MMWR Morb Mortal Wkly Rep*. 2020 Aug 14;69(32):1081-1088.
58 Verdoni et al., *Lancet* 395 (10239), 1771-78.

59 *Deutsches Ärzteblatt*, Int 2020:117:373-4.
60 https://internationale-gesundheit.charite.de/fileadmin/user_upload/microsites/m_cc11/virologie-ccm/dateien_upload/Weitere_Dateien/analysis-of-SARS-CoV-2-viral-load-by-patient-age-v2.pdf; https://internationale-gesundheit.charite.de/fileadmin/user_upload/microsites/m_cc11/virologie-ccm/dateien_upload/Weitere_Dateien/Charite_SARS-CoV-2_viral_load_2020-06-02.pdf; Jones et al., *Science* 373 (6551).
61 L'Huillier et al., Emerg Infect Dis. 2020;26(10):2494-2497 (preprint 1.5.2020 unter https://www.medrxiv.org/content/10.1101/2020.04.27.20076778v1); Jacot et al., *Microbes Infect*. 2020 Nov-Dec; 22(10):617-621.
62 https://www.ons.gov.uk/peoplepopulationandcommunity/healthandsocialcare/conditionsanddiseases/bulletins/coronaviruscovid19infectionsurveypilot/previousReleases; https://www.imperial.ac.uk/medicine/research-and-impact/groups/react-study/studies/the-react-1-programme/.
63 https://www.ons.gov.uk/peoplepopulationandcommunity/healthandsocialcare/conditionsanddiseases/bulletins/coronaviruscovid19infectionsurveypilot/30october2020#age-analysis-of-the-number-of-people-in-england-who-had-covid-19; https://www.ons.gov.uk/peoplepopulationandcommunity/healthandsocialcare/conditionsanddiseases/bulletins/coronaviruscovid19infectionsurveypilot/4december2020; https://www.ons.gov.uk/peoplepopulationandcommunity/healthandsocialcare/conditionsanddiseases/bulletins/coronaviruscovid19infectionsurveypilot/24december2020; https://spiral.imperial.ac.uk/bitstream/10044/1/84879/2/REACT1_r7_FINAL_14.12.20.pdf.
64 Vgl. etwa NDR-Podcast *Das Coronavirus-Update* vom 27. Oktober 2020, 10. November 2020, 2. Februar 2021, 11. Mai 2021 und andere Folgen.
65 Murphy C et al., *Phil. Trans. R. Soc. A* 381: 20230132; https://doi.org/10.1098/rsta.2023.0132.
66 Vgl. etwa Cordery, *Lancet Microbe 3* (11), E814-E823, Nov 2022; Murphy C et al., *Phil. Trans. R. Soc. A* 381: 20230132; https://doi.org/10.1098/rsta.2023.0132.
67 Heinsohn et al., *PLoS Med* 19(12):e1003913; https://doi.org/10.1371/journal.pmed.1003913.
68 https://www.oecd-ilibrary.org/docserver/1a23bb23-en.pdf?expires=1713885950&id=id&accname=guest&checksum=BC22ADB2A55B6D077F0DCE4156A98DD4, hier Abbildung 2.
69 https://www.jmwiarda.de/2020/10/01/schulen-schlie%C3%9Fen-damit-die-gesellschaft-weitermachen-kann-wie-bisher-umgekehrt-muss-es-laufen/.

70 NDR-Podcast *Das Coronavirus-Update* vom 24. November 2020, 8. Dezember 2020, 5. Januar 2020, 19. Januar 2021.
71 https://www.bundesregierung.de/breg-de/aktuelles/fernsehansprache-von-bundeskanzlerin-angela-merkel-1732134.
72 https://www.abendblatt.de/hamburg/polizeimeldungen/article2316 63181/Jenischpark-Verfolgungsjagd-Hamburg-Jugendliche-Corona-Polizei-Streifenwagen-Othmarschen.html.
73 https://www.berliner-zeitung.de/news/usedom-polizei-holt-illegale-urlauber-aus-ferienwohnungen-li.150697.
74 https://www.welt.de/print-welt/article199968/Wie-sich-Horst-Seehofer-als-Krisen-Manager-in-Szene-setzt.html.
75 https://www.abgeordnetenwatch.de/sites/default/files/media/documents/2020-04/bmi-corona-strategiepapier.pdf; Befragung des damaligen Staatssekretärs Markus Kerber im Innenausschuss des Bundestages am 10. Februar 2021, 119. Sitzung. Weitere Unterlagen der damaligen Arbeitsgruppe im Besitz von Georg Mascolo.
76 https://www.nytimes.com/2020/04/04/world/europe/germany-coronavirus-death-rate.html.
77 NDR-Podcast *Das Coronavirus-Update* vom 23. April 2020; UK Office for national statistics: Coronavirus (COVID-19) Infection Survey technical article: waves and lags of COVID-19 in England, release date 29 June 2021.
78 https://www.theguardian.com/world/2021/may/23/priti-patel-denies-cummings-claim-herd-immunity-was-ever-uk-policy; https://www.independent.co.uk/news/uk/politics/dominic-cummings-herd-immunity-covid-b1852128.html.
79 Government Stringency Index, abgerufen von »Our World in Data«, ourworldindata.org.
80 Siewert, Markus B. and Wurster, Stefan and Messerschmidt, Luca and Cheng, Cindy and Buthe, Tim, A German Miracle? Crisis Management During the COVID-19 Pandemic in a Multi-Level System (June 25, 2020). https://ssrn.com/abstract=3637013.
81 https://www.faz.net/aktuell/gesellschaft/corona-in-spanien-eislaufbahn-in-madrid-wird-zur-leichenhalle-16697930.html.
82 https://www.sueddeutsche.de/politik/mpk-corona-normalitaet-merkel-1.5223985; https://www.bundesregierung.de/breg-de/themen/coronavirus/beschluss-zu-corona-1730292; https://www.aerzteblatt.de/nachrichten/109678/Bundesregierung-richtet-Krisenstab-wegen-Sars-CoV-2-ein.
83 Recherche von Georg Mascolo zum Verlauf der Beratungen der Kanzlerin mit den Ministerpräsidentinnen und Ministerpräsidenten, in der Folge abgekürzt als »Recherche MPK«.
84 https://www.tagesschau.de/inland/merkel-lockdown-101.html.

85 Kissler et al., *Science* 2020 May 22; 368(6493): 860-868. Epub 2020 Apr 14.
86 NDR-Podcast *Das Coronavirus-Update* vom 1. September 2020; https://www.ndr.de/nachrichten/info/coronaskript222.pdf.
87 Recherche MPK.
88 https://orf.at/stories/3163240/.
89 https://www.zeit.de/2020/33/corona-zweite-welle-eindaemmung-massnahmen-christian-drosten.
90 https://www.watson.de/unterhaltung/tv/158157051-markus-lanz-ministerpaesident-guenther-ueber-berichte-total-zum-kotzen.
91 https://www.spiegel.de/politik/deutschland/corona-politik-angela-merkel-und-die-wilde-16-a-00000000-0002-0001-0000-000174103597?context=issue.
92 Recherche MPK.
93 https://www.welt.de/politik/deutschland/plus243177609/Wenig-Transparenz-So-halten-Ministerien-Informationen-zurueck.html; https://www.sueddeutsche.de/medien/informationsfreiheitsgesetz-transparenz-bundesregierung-probleme-1.6071429.
94 Recherche MPK.
95 https://www.bbc.com/news/world-europe-52742406.
96 Recherche MPK.
97 Recherche MPK.
98 NDR-Podcast *Das Coronavirus-Update* vom 27. Oktober 2020.
99 Entwurf eines Gesetzes zum Schutz der Bevölkerung vor Neuinfizierungen mit dem Coronavirus SARS-CoV-2, Corona-Wellenbrecher-Gesetz – CoronaWeG, im Besitz von Georg Mascolo.
100 WHO, länderspezifische Daten zur Übersterblichkeit.
101 Rose, *BMJ* 282, 1847-51.
102 Niall Ferguson, a.a.O.
103 https://www.france24.com/en/20200508-pandemic-disarmament-why-france-was-ready-for-covid-19-a-decade-too-soon; https://www.nouvelobs.com/politique/20200321.OBS26385/roselyne-bachelot-ce-que-je-ressens-aujourd-hui-de-la-rage.html.
104 https://www.tagesschau.de/multimedia/sendung/tagesthemen/video-770503.html; https://www.faz.net/aktuell/gesellschaft/gesundheit/coronavirus/corona-michael-meyer-hermann-warnt-vor-ausbreitung-17004354.html.
105 https://www.kbv.de/html/48910.php.
106 https://www.welt.de/vermischtes/article219052274/Corona-Anti-Lockdown-Papier-jetzt-distanzieren-sich-vermeintliche-Unterstuetzer.html.
107 https://g-f-v.org/schreiben-von-virologen-innen-in-deutschland-zu-den-politisch-angeordneten-massnahmen-zur-pandemiebekaempfung-und-dem-positionspapier-der-kbv/.
108 Sechste Ad-hoc-Stellungnahme Coronavirus-Pandemie: Wirksame

Regeln für Herbst und Winter aufstellen (23. September 2020); https://www.leopoldina.org/uploads/tx_leopublication/2020_09_23_Leopoldina_Stellungnahme_Corona_Herbst.pdf.

109 Weiteres Management der Covid-19-Pandemie, gemeinsame Position von Wissenschaft und Ärzteschaft: https://www.youtube.com/watch?v=hXtAOtGrYE0.

110 »Bundestagsabgeordneter Hansjörg Müller spricht die Wahrheit«: https://www.youtube.com/watch?v=dwcXlp_UEfI.

111 https://www.sueddeutsche.de/kultur/reichsbuerger-hochverrat-afd-1.6295118; https://www.t-online.de/nachrichten/panorama/id_88549148/afd-politikerin-malsack-winkemann-instrumentalisiert-totes-kind-fuer-kampf-gegen-masken.html.

112 https://www.sueddeutsche.de/politik/corona-demonstrationen-extremismus-1.4934262; https://www.verfassungsschutz.de/DE/themen/verfassungsschutzrelevante-delegitimierung-des-staates/begriff-und-erscheinungsformen/begriff-und-erscheinungsformen_artikel.html.

113 Dokument im Besitz von Georg Mascolo.

114 https://dserver.bundestag.de/btd/19/247/1924776.pdf.

115 https://www.who.int/about/accountability/governance/constitution.

116 NDR-Podcast *Das Coronavirus-Update* vom 5. Januar 2021.

117 https://www.faz.net/aktuell/politik/inland/corona-aufarbeitung-laumann-wuerde-manche-entscheidung-heute-anders-treffen-18764456.html.

118 http://www.heinrich-heine-denkmal.de/heine-texte/fr-zst06.shtml.

119 https://www.tagesschau.de/inland/toennies-coronainfektionen-guetersloh-101.html.

120 Recherche MPK.

121 NDR-Podcast *Das Coronavirus-Update* vom 5. Januar 2021 und Referenzen darin sowie spätere Folgen.

122 Fallstatistiken, »Our World in Data«: ourworldindata.org und altersspezifische Wocheninzidenzen aus dem RKI-Wochenbericht vom 29. Juli 2021.

123 Fallstatistiken, »Our World in Data«: ourworldindata.org.

124 https://www.tagesschau.de/inland/corona-osterruhe-gekippt-101.html.

125 https://www.politico.eu/article/new-york-times-sue-european-union-ursula-von-der-leyen-pfizer-texts/.

126 Zusammengefasst im NDR-Podcast *Das Coronavirus-Update* vom 11. Mai 2021 und 8. Juni 2021.

127 https://www.independent.co.uk/asia/india/india-delta-covid-deaths-un-b1993125.html.

128 Barda et al., *Lancet* 398 (10316), 2093-1003-2100.

129 https://www.who.int/news-room/spotlight/ten-threats-to-global-health-in-2019.

130 https://taz.de/Corona-Schutz-fuer-sozial-Benachteiligte/!5765625/.
131 Dehning et al., *Nat Commun* 14, 122 (2023); https://doi.org/10.1038/s41467-022-35512-x; Marsh et al., (2021) *Eurosurveillance* 26, 2100707.
132 Fallstatistiken, »Our World in Data«, ourworldindata.org.
133 Jens Spahn, a.a.O.
134 Recherche MPK.
135 Jens Spahn, a.a.O.
136 https://www.zeit.de/news/2021-11/25/neun-bundeslaender-nehmen-covid-19-patienten-auf.
137 https://www.infektionsschutz.de/download/5609-1640004234-BZgA_Infografik_2G_3G.pdf/; https://www.spd.de/aktuelles/corona-ticker/ticker/ticker/news/2g-2g-optionsmodell-3g-3g-plus-was-gilt-wo-1/23/11/2021.
138 https://edoc.rki.de/handle/176904/1695.
139 https://www.bundesregierung.de/breg-de/service/newsletter-und-abos/bulletin/rede-des-bundesministers-fuer-gesundheit-jens-spahn--1692074.
140 https://www.tagesschau.de/inland/braun-keine-impfpflicht-corona-101.html; https://www.augsburger-allgemeine.de/politik/Interview-Armin-Laschet-Die-einen-schicken-Blumen-die-anderen-Beschimpfungen-id57480066.html.
141 https://investors.biontech.de/de/news-releases/news-release-details/biontech-und-pfizer-geben-genehmigung-des-paul-ehrlich-instituts/.
142 https://www.spiegel.de/politik/deutschland/corona-krise-staerkt-robert-habecks-wunsch-nach-regierungsverantwortung-a-db7513a5-e0d1-44ca-9ff7-ed13299055ed?sara_ref=re-so-app-sh.
143 https://www.sueddeutsche.de/gesundheit/gesundheit-stuttgart-eisenmann-fuer-verpflichtende-impfung-gegen-coronavirus-dpa.urn-newsml-dpa-com-20090101-200501-99-904444; https://www.donaukurier.de/archiv/soeder-fuer-eine-impfpflicht-waere-ich-sehr-offen-2042823.
144 https://www.sueddeutsche.de/kultur/robert-harbeck-impfpflicht-1.5510172; https://www.rnd.de/politik/soder-zu-impfpflicht-in-deutschland-wir-haben-ja-noch-nicht-mal-einen-impfstoff-XU76AIJ7KJCEEHNLQT4NHJJ5PY.html.
145 https://www.bundesregierung.de/breg-de/service/newsletter-und-abos/bulletin/rede-des-bundesministers-fuer-gesundheit-jens-spahn--1817204.
146 https://www.stuttgarter-zeitung.de/inhalt.coronavrus-in-deutschland-alle-bundeslaender-fuer-allgemeine-impfpflicht.298cd45a-789d-492b-bc1a-7c1456942ed7.html.
147 https://twitter.com/Karl_Lauterbach/status/1426323236019650564.
148 NDR-Podcast *Das Coronavirus-Update* vom 23. März, 6. April und 20. April 2021.
149 https://www.spiegel.de/politik/deutschland/bilanz-der-coronapolitik-

von-bund-und-land-das-spaltvirus-a-12416341-5abb-4011-a50b-fa66e1
af8aa7?sara_ref=re-so-app-sh.
150 Zusammengefasst im NDR-Podcast *Das Coronavirus-Update* vom 11. Mai 2021.
151 https://www.bundestag.de/dokumente/textarchiv/2022/kw11-de-impfpflicht-881824.
152 Mefsin et al., *Emerg Infect Dis.* 2022;28(9):1856-1858.
153 https://www.sueddeutsche.de/politik/buschmann-corona-ende-lauterbach-1.5722397.
154 https://www.bostonreview.net/articles/jeremy-greene-dora-vargha-how-epidemics-end-or-dont/.
155 NDR-Podcast *Das Coronavirus-Update* vom 29. März 2022.
156 https://time.com/5915616/long-flu-1918-pandemic/.
157 Frallonardo, *Sci Rep.* 2023 Dec 6;13(1)21482; Müller, *Lancet Glob Health* 2023; 11: e1713–24.

2 Die Pandemie und die Wissenschaft

1 https://www.t-online.de/nachrichten/deutschland/id_87773786/corona-talk-bei-anne-will-armin-laschet-attackiert-virologen.html.
2 https://www.leopoldina.org/uploads/tx_leopublication/2020_Leopoldina-Stellungnahmen_Coronavirus-Pandemie_1-7.pdf.
3 https://www.leopoldina.org/fileadmin/redaktion/Publikationen/Nationale_Empfehlungen/2023_Wiener-Thesen.pdf.
4 Dorn et al., *Eur J Health Econ* 24, 67–74 (2023). Als Preprint veröffentlicht im August 2020, https://www.medrxiv.org/content/10.1101/2020.08.14.20175224v1.
5 Leopoldina, »Dritte Ad-hoc-Stellungnahme: Coronavirus-Pandemie – Die Krise nachhaltig überwinden« (13. April 2020).
6 Stellungnahmen der Gesellschaft für Virologie, beispielhaft https://g-f-v.org/massnahmen-bei-schulbeginn/;https://g-f-v.org/ad-hoc-stellungnahme-schnelles-politisches-handeln/; https://g-f-v.org/08-10-2020-stellungnahme-der-gesellschaft-fuer-virologie-gfv-zur-einfuehrung-von-covid-19-impfungen/; https://g-f-v.org/19-10-2020-aktualisiert-6-11-2020-stellungnahme-der-gesellschaft-fuer-virologie-zu-einem-wissenschaftlich-begruendeten-vorgehen-gegen-die-covid-19-pandemie/; https://g-f-v.org/schreiben-von-virologen-innen-in-deutschland-zu-den-politisch-angeordneten-massnahmen-zur-pandemiebekaempfung-und-dem-positionspapier-der-kbv/.
7 https://www.gov.uk/government/organisations/scientific-advisory-group-for-emergencies.

8 https://www.independentsage.org.
9 https://www.tagesschau.de/ausland/europa/grossbritannien-partygate-johnson-bericht-100.html.
10 https://www.bundesregierung.de/breg-de/suche/regierungserklaerung-des-bundesministers-fuer-gesundheit-jens-spahn-1728478.
11 https://g-f-v.org/blog/.
12 https://www.land.nrw/expertenrat-corona.
13 https://www.who.int/director-general/who-headquarters-leadership-team.
14 https://www.nytimes.com/2020/10/07/world/australia/new-zealand-coronavirus.html.
15 Ludvigsson et al., *Acta Paediatr.* 2023 Jan; 112(1):19-33.
16 https://ec.europa.eu/eurostat/de/web/products-eurostat-news/-/ddn-20221108-.
17 https://www.aerztezeitung.de/Panorama/Anders-Tegnell-schreibt-Buch-ueber-Corona-Pandemie-442239.html.
18 Juul et al., Scandinavian Journal of Public Health. 2022;50(1):38-45; Lindström et al., Scandinavian Journal of Public Health. 2023 Jul; 51(5):754-758; https://www.rnd.de/gesundheit/mehr-als-5000-todes opfer-im-zusammenhang-mit-covid-19-in-schweden-RA5O46BPNI MDTBJM6GWTURPQ6E.html.
19 https://www.tagesspiegel.de/kultur/der-zu-hohe-preis-des-sonderwegs-5718901.html.
20 https://www.sueddeutsche.de/politik/coronavirus-schweden-koenig-1.51 51678.
21 Hale et al., *Nature Human Behaviour* 5, 529–538; https://ourworldindata.org/covid-stringency-index.
22 https://www.sueddeutsche.de/politik/coronavirus-schweden-koenig-1.5151678; https://www.bbc.com/news/world-europe-55347021.
23 https://www.welt.de/politik/ausland/article237148539/Schweden-Regierung-kassiert-Schelte-fuer-Corona-Kurs.html; https://www.ncbi.nlm.nih.gov/pmc/articles/PMC9538368/.
24 https://www.sueddeutsche.de/politik/coronavirus-schweden-koenig-1.51 51678.
25 https://www.nytimes.com/2023/03/30/opinion/sweden-pandemic-corona virus.html?smid=url-share.
26 ourworldindata.org.
27 https://www.nordschleswiger.dk/de/daenemark-politik/klares-nein-zur-impfpflicht.
28 https://covid19.public-inquiry.uk/news/inquiry-update-public-hearings-for-five-investigations-confirmed-to-summer-2025/.
29 https://www.theguardian.com/uk-news/2023/oct/02/sunak-fails-to-hand-

30 https://www.covidfamiliesforjustice.org/.
31 Dokumente im Besitz von Georg Mascolo.
32 https://www.bpb.de/themen/umwelt/tschernobyl/225086/auswirkungen-der-katastrophe-von-tschernobyl-auf-deutschland/.
33 https://www.tagesschau.de/inland/breuer-general-corona-krisenstab-101.html.
34 https://www.bundeswehr.de/resource/blob/87278/150dee4105a5037f767a4eb9fb099345/032-vita-kommandeur-data.pdf
35 https://twitter.com/c_drosten/status/1340310936918355968?lang=en.
36 https://www.n-tv.de/panorama/Impfgegner-sollen-auf-Beatmung-verzichten-article22246339.html; https://www.focus.de/gesundheit/coronavirus/verballhornung-wird-noch-tausende-das-leben-kosten-aufschrei-nach-impf-appell-drosten-verteidigt-aussage-von-human genetiker-henn_id_12795754.html.
37 https://www.spiegel.de/wissenschaft/medizin/christian-drosten-wir-muessen-durchhalten-und-vor-allem-auf-die-bremse-treten-a-9268683b-0415-4f09-b9f5-773bf2215cc1?context=issue.
38 Dorigatti et al. Severity of 2019-novel coronavirus (nCoV). Imperial College London (10-02-2020), doi: https://doi.org/10.25561/77154.
39 Verity et al., *Lancet Infect Dis* 2020 Mar 30, 20 (6), 669-77.
40 NDR-Podcast *Das Coronavirus-Update* vom 29. September 2020; Levin et al., *Eur J Epidemiol* 35, 1123–1138 (2020).
41 https://www.sueddeutsche.de/wissen/heinsberg-studie-heiden immunitaet-kritik-1.4873480; NDR-Podcast *Das Coronavirus-Update* vom 20. April 2020: darin besprochene wissenschaftliche Veröffentlichungen; Lavezzo et al., *Nature* 584, pages 425–429 (2020) (preprint: https://www.medrxiv.org/content/10.1101/2020.04.17.20053157v1); Bendavid et al., *International Journal of Epidemiology* 50 (2), 410-419 (preprint: https://www.medrxiv.org/content/10.1101/2020.04.17.2005 3157v1); Gudbjardsson et al., *N Engl J Med* 2020;382:2302-2315; Bi et al., *Lancet* ID 20 (8), 911-19 (preprint https://www.medrxiv.org/content/10.1101/2020.03.03.20028423v3); https://www.wsj.com/articles/is-the-coronavirus-as-deadly-as-they-say-11585088464; https://www.ft.com/content/5ff6469a-6dd8-11ea-89df-41bea055720b;
42 Streeck et al. *Nat Commun.* 2020 Nov 17;11(1):5829.
43 Markel, *JAMA* 2007: Nonpharmaceutical interventions implemented by US cities during the 1918-1919 influenza pandemic; https://pubmed.ncbi.nlm.nih.gov/17684187/.
44 Murphy C et al. 2023 Effectiveness of social distancing measures and

lockdowns for reducing transmission of COVID-19 in non-healthcare, community-based settings. *Phil. Trans. R.Soc. A* 381: 20230132.https://doi.org/10.1098/rsta.2023.0132.

45 https://gbdeclaration.org/.

46 Alwan et al., *Lancet* Oct 2020 https://www.thelancet.com/journals/lancet/article/PIIS0140-6736(20)32153-X/fulltext.

47 Neil M Ferguson, Daniel Laydon, Gemma Nedjati-Gilani et al., Impact of non-pharmaceutical interventions (NPIs) to reduce COVID-19 mortality and healthcare demand. Imperial College London (16-03-2020), doi: https://doi.org/10.25561/77482; Alwan, *Lancet* Oct 2020 396 (10260) E71-72 und Referenzen darin; https://www.nytimes.com/2020/10/19/opinion/coronavirus-herd-immunity.html.

48 https://www.wsj.com/articles/is-the-coronavirus-as-deadly-as-they-say-11585088464; https://www.ft.com/content/5ff6469a-6dd8-11ea-89df-41bea055720b.

49 Itoh et al., *Nature* 460, 1027-27, 2009; Viboud et al., *The JID* 192 (2), 233–248; Palese, *Nat Med* 10, S82–S87.

50 NDR-Podcast *Das Coronavirus-Update* vom 13. April 2021 und darin zitierte Artikel.

51 https://www.wsj.com/articles/the-twitter-blacklisting-of-jay-bhattacharya-medical-expert-covid-lockdown-stanford-doctor-shadow-banned-censorship-11670621083.

52 https://www.nbcnews.com/politics/supreme-court/supreme-court-tackles-government-coercion-claims-social-media-nra-case-rcna143391.

53 Eker, *Humanities and Social Sciences Communications* volume 7, Article number: 54 (2020), https://www.nature.com/articles/s41599-020-00553-4; https://www.theguardian.com/science/2020/mar/25/coronavirus-exposes-the-problems-and-pitfalls-of-modelling#.

54 https://www.deutschlandfunkkultur.de/drosten-vs-kekule-battle-rap-der-virologen-via-twitter-100.html.

55 Deutschlandfunk, 16. November 2020, »Formate des Politischen« mit Stephan Detjen; https://www.deutschlandfunk.de/coronavirus-und-medien-christian-drosten-bei-formate-100.html.

56 https://www.tagesspiegel.de/wissen/die-statistik-neu-zu-berechnen-kann-die-aktuelle-arbeit-nicht-retten-6864892.html.

57 https://www.focus.de/familie/eltern/immer-mehr-infizierte-in-deutschland-top-virologe-deutschland-braucht-zwei-wochen-corona-ferien_id_11724720.html.

58 Briefe Kekulés sowie Akten des Bundesministeriums des Inneren zur Schutzkommission im Besitz von Georg Mascolo.

59 https://www.bbk.bund.de/DE/Themen/Forschung/Schutzkommission/schutzkommission_node.html.

60 https://www.bundesgesundheitsministerium.de/fileadmin/Dateien/3_Downloads/S/Sachverstaendigenausschuss/BER_lfSG-BMG.pdf.
61 Murphy et al., *Phil. Trans. R.Soc.* A 381: 20230132.https://doi.org/10.1098/rsta.2023.0132.
62 Ebd.
63 Boulos et al. *Phil. Trans. R. Soc.* A 381: 20230133.https://doi.org/10.1098/rsta.2023.0133.
64 Murphy et al. *Phil. Trans. R.Soc.* A 381: 20230132.https://doi.org/10.1098/rsta.2023.0132.
65 Ebd.
66 Littlecott et al., *Phil. Trans. R.Soc. A* 381:20230131.https://doi.org/10.1098/rsta.2023.0131.
67 https://www.zeit.de/news/2021-08/30/who-und-unicef-gegen-neue-schulschliessungen-wegen-corona.
68 Murphy et al., *Phil. Trans. R.Soc. A* 381: 20230132.https://doi.org/10.1098/rsta.2023.0132.
69 Ebd.
70 Littlecott et al., *Phil. Trans. R.Soc. A* 381:20230131.https://doi.org/10.1098/rsta.2023.0131.
71 Murphy et al., *Phil. Trans. R.Soc. A* 381: 20230132.https://doi.org/10.1098/rsta.2023.0132.
72 Madhusudanan et al., *Phil. Trans. R.Soc. A* 381: 20230130.https://doi.org/10.1098/rsta.2023.0130.
73 https://www.zeit.de/wissen/gesundheit/2021-01/no-covid-strategie-coronavirus-initiative-lockdown.
74 https://www.science.org/content/article/not-wearing-masks-protect-against-coronavirus-big-mistake-top-chinese-scientist-says.
75 Boulos L et al. *Phil. Trans. R.Soc. A* 381: 20230133 und Referenzen darin. https://doi.org/10.1098/rsta.2023.0133.
76 https://twitter.com/c_drosten/status/1241368296672432128.
77 https://www.aerzteblatt.de/nachrichten/113598/COVID-19-Jena-hat-durch-fruehe-Maskenpflicht-viele-Infektionen-vermieden.
78 https://www.presseportal.de/pm/6561/4649153.
79 https://www.nytimes.com/2020/08/03/us/mask-protests-1918.html?smid=url-share.
80 https://www.faz.net/aktuell/karriere-hochschule/hoersaal/christian-drostens-autokratisches-verstaendnis-von-wissenschaft-18018608.html.
81 https://www.faz.net/aktuell/wissen/forschung-politik/christian-drosten-antwortet-auf-autokratie-vorwurf-18069643.html.
82 https://www.leopoldina.org/fileadmin/redaktion/Publikationen/Nationale_Empfehlungen/2023_Wiener-Thesen.pdf.

3 Die Pandemie und die Medien

1 https://www.hanns-joachim-friedrichs.de/index.php/laudatio-preis traeger-gierstorfer.html#:~:text=Rede%20von%20Prof.,beim%20 Westdeutschen%20Rundfunk%20in%20K%C3%B6ln.
2 https://www.spiegel.de/wirtschaft/unternehmen/bild-chef-julian-reichelt-warum-er-gehen-musste-a-3a205fa3-9967-4803-8a32-c47e8a0ad227.
3 https://twitter.com/JulianRoepcke/status/1491349059327647745.
4 https://www.bild.de/bild-plus/politik/inland/politik-inland/kurz-vor-cdu-fraktionssitzung-drosten-auftritt-in-letzter-sekunde-abgesagt-73992682.bild.html; https://twitter.com/cdrosten/status/1328770104293810180?lang=en.
5 https://www.t-online.de/nachrichten/deutschland/innenpolitik/id_8834 5960/cdu-friedrich-merz-ueber-corona-demo-begriff-covidioten-ist-deplatziert-.html.
6 Bernhard Pörksen auf den Münchner Medientagen, DigiTalks Mai 2020.
7 https://www.djv.de/fileadmin/user_upload/Der_DJV/DJV_Infobrosch %C3%BCren/DJV_Wissen_16_Interviewautorisierung_JVBB.pdf.
8 https://rudolf-augstein-stiftung.de/wp-content/uploads/2021/11/Studie-einseitig-unkritisch-regierungsnah-reinemann-rudolf-augstein-stiftung.pdf.
9 https://uebermedien.de/65274/bild-prangert-an-dass-die-politik-gegen-corona-nicht-das-getan-hat-wogegen-bild-gekaempft-hat/.
10 https://www.spiegel.de/wissenschaft/corona-und-journalismus-die-wichtigsten-lehren-aus-der-pandemie-berichterstattung-meinung-a-ce 7954ce-bfc7-413b-afb1-37e25777723d; https://www.sueddeutsche.de/gesundheit/podcast-das-thema-rechereche-corona-berichterstattung-was-der-sz-zu-verzeihen-ist-1.6492133.
11 https://www.turi2.de/aktuell/die-lockdown-macher-bild-erntet-erneut-kritik-fuer-corona-berichterstattung/.
12 https://www.sueddeutsche.de/medien/bild-presserat-corona-bericht erstattung-beschwerden-wissenschaftler-lockdown-macher-1.5481909.
13 https://www.presserat.de/presse-nachrichten-details/bild-artikel-die-lockdown-macher-ist-presseethisch-zul%C3%A4ssig.html.
14 https://www.sueddeutsche.de/medien/bild-lockdown-macher-diskussion-talk-boie-reichelt-corona-priesemann-1.5517591.
15 *A Free and Responsible Press: A General Report on Mass Communication: Newspapers, Radio, Motion Pictures, Magazines, and Books*, herausgegeben von Robert D. Leigh. University of Chicago Press, 1947.
16 https://www.zeit.de/politik/2021-09/jan-boehmermann-markus-lanz-giovanni-di-lorenzo-zeit-buehne-podcast; https://www.youtube.com/

watch?v=hWIMhqi01Eo; https://www.rnd.de/medien/boehmermann-attackiert-lanz-im-zeit-talk-wie-gross-ist-die-gefahr-der-false-balance-I47LFJE2CRBOJIMTO6GRSPYYBQ.html.

17 https://www.carbonbrief.org/exclusive-bbc-issues-internal-guidance-on-how-to-report-climate-change/.
18 https://rudolf-augstein-stiftung.de/wp-content/uploads/2021/11/Studie-einseitig-unkritisch-regierungsnah-reinemann-rudolf-augstein-stiftung.pdf.
19 https://www.leopoldina.org/fileadmin/redaktion/Publikationen/Nationale_Empfehlungen/2023_Wiener-Thesen.pdf.
20 https://www.sueddeutsche.de/bayern/bayern-polizei-corona-gaestelisten-ermittlungen-1.5018271.
21 https://www.zeit.de/politik/deutschland/2020-08/gastronomie-gaeste listen-corona-regierung-daten-strafverfolgung.
22 Hannes Stein, »Ich hätte lieber Eure Regierung gehabt«, in: *Die Welt*, 15. April 2024.

4 Der Streit über die Herkunft des Coronavirus

1 https://www.who.int/groups/scientific-advisory-group-on-the-origins-of-novel-pathogens-(sago)/about.
2 https://www.theguardian.com/world/2021/jan/20/china-revives-conspiracy-theory-of-us-army-link-to-covid.
3 http://de.china-embassy.gov.cn/det/zt/BekaempfungCOVID19/202111/t20211109_10446017.htm; https://www.bbc.com/news/world-us canada-58273322.
4 https://www.nature.com/articles/d41586-022-00732-0.
5 He, W.-T. et al. *Cell* 185, 1117-1129.e8 (2022).
6 Zhou, H. et al. *Cell* 184, 4380-4391.e14 (2021); Wu, Z. et al. *Natl. Sci. Rev.* 10, nwac213 (2022).
7 Wu, Z. et al. *Natl. Sci. Rev.* 10, nwac213 (2022).
8 https://www.dni.gov/files/ODNI/documents/assessments/Report-on-Potential-Links-Between-the-Wuhan-Institute-of-Virology-and-the-Origins-of-COVID-19-20230623.pdf.
9 https://www.theguardian.com/us-news/2020/apr/30/donald-trump-coronavirus-chinese-lab-claim.
10 https://www.nytimes.com/2020/11/02/world/who-china-coronavirus.html.
11 https://www.theguardian.com/world/2023/feb/26/covid-virus-likely-laboratory-leak-us-energy-department.

12 https://www.nzz.ch/wissenschaft/coronavirus-kam-es-vom-labor-oder-vom-wildtiermarkt-ld.1779432.
13 Protokoll der 33. Sitzung des Expertenrates, im Besitz von Georg Mascolo; https://www.bundesregierung.de/breg-de/bundesregierung/bundeskanzleramt/corona-expertinnenrat-der-bundesregierung; https://www.faz.net/aktuell/politik/inland/corona-expertenrat-wird-nach-33-sitzungen-aufgeloest-18800235.html.
14 Xiao et al., *Sci. Rep.* 11, 11898 (2021).
15 Liu et al., *Nature 1–3* (2023) doi:10.1038/s41586-023-06043-2.
16 Crits-Christoph et al., *bioRxiv* 2023.09.13.557637 (2023) doi:10.1101/2023.09.13.557637.
17 Worobey et al., *Science* 377 (6609), 951-59, abp8715 (2022).
18 Peng et al., *ISPRS Int. J. Geo-Inf.* 9, 402 (2020).
19 Pekar et al., *Science* 2022 Aug 26;377(6609):960-966.
20 https://www.nytimes.com/2021/03/30/world/asia/who-covid-china.html; https://www.washingtonpost.com/world/2021/03/29/who-wuhan-covid-report-explained/.
21 https://www.nytimes.com/2023/03/19/us/politics/covid-origins-lab-leak-politics.html?smid=url-share.
22 https://www.who.int/news/item/13-12-2022-world-health-organization-names-sir-jeremy-farrar-as-chief-scientist-dr-amelia-latu-afuhaamango-tuipulotu-as-chief-nursing-officer.
23 Jeremy Farrar, *Spike: The Virus vs. The People – the Inside Story*, London 2021.
24 Jens Spahn, a.a.O.
25 Jeremy Farrar, a.a.O.
26 Andersen et al., *Nat Med* 26, 450–452 (2020).
27 https://theintercept.com/2023/01/19/covid-origin-nih-emails/.
28 https://www.merkur.de/politik/untersuchung-rki-corona-protokolle-robert-koch-institut-lauterbach-schwaerzung-covid-ausschuss-zr-92915250.html.
29 Ebd.
30 Calisher et al., *Lancet* 395 (10226), E42-43.
31 https://citizenlab.ca/2020/03/censored-contagion-how-information-on-the-coronavirus-is-managed-on-chinese-social-media/.
32 https://abcnews.go.com/Health/wireStory/toxic-search-origins-covid-19-turned-politically-poisonous-109485407; https://www.who.int/hongkongchina/news/detail/22-01-2020-field-visit-wuhan-china-jan-2020.
33 https://www.documentcloud.org/documents/21066966-defuse-proposal.
34 Ebd.
35 https://www.spiegel.de/ausland/coronavirus-geheimdienste-und-wissen

36 https://www.spektrum.de/news/risiken-in-der-virenforschung/1727156.
37 https://www.spiegel.de/ausland/coronavirus-geheimdienste-und-wissen schaftler-erforschen-ursprung-das-raetsel-von-wuhan-a-a092cc86-0002-0001-0000-000178206278?context=issue.
38 https://www.documentcloud.org/documents/21066966-defuse-proposal.
39 https://www.ethikrat.org/fileadmin/Publikationen/Stellungnahmen/deutsch/stellungnahme-biosicherheit.pdf.
40 Duprex et al., *Nat Rev Microbiol.* 2015 Jan;13(1):58-64.
41 https://www.spiegel.de/ausland/coronavirus-geheimdienste-und-wissen schaftler-erforschen-ursprung-das-raetsel-von-wuhan-a-a092cc86-0002-0001-0000-000178206278?context=issue; https://www.washingtonpost.com/national/health-science/fda-found-more-than-smallpox-vials-in-storage-room/2014/07/16/850d4b12-0d22-11e4-8341-b8072b1e7348_story.html.
42 Günther et al, *J Infect Dis.* 2011 Nov; 204 Suppl 3: S. 785-90.
43 https://www.un.org/sg/en/content/sg/statement/2022-11-28/secretary-generals-video-message-participants-of-the-ninth-biological-weapons-convention-review-conference.
44 https://www.sueddeutsche.de/projekte/artikel/kultur/putins-krieg-in-der-ukraine-e158993/.
45 https://en.wikipedia.org/wiki/Ukraine_bioweapons_conspiracy_theory?wprov=sfti1.
46 Jiang et al., Cell. 2020 Jul 9;182(1):50-58.e8.
47 https://www.theguardian.com/technology/2021/may/27/facebook-lifts-ban-on-posts-claiming-covid-19-was-man-made.
48 https://www.reuters.com/world/finding-covid-19s-origins-is-moral-imperative-whos-tedros-2023-03-12/.
49 Van Kerkhove, *Science.* 2023 Apr 7;380(6640):11.

Wie verhindern wir die nächste Pandemie? – Aufarbeitung und Vorbeugung

1 Zeller, *JID* 2016;214(S5):S436–40, Griffin, D, *Fields Virology*, Fifth Edition, Chapter 31; Jain et al, *AJTMH* 2020;102(4):857-868.
2 de Souza, *Lancet Microbe* 2023 May;4(5):e319-e329.
3 https://www.sueddeutsche.de/gesundheit/vogelgrippe-h5n1-kuehe-usa-1.6738553?reduced=true.
4 Morens, *Sci Transl Med*, Vol 15, Issue 718.

5 Peiris, Perlman, *Curr Opin Virol*. 2022 Feb; 52:258-264; Ogoti et al., *Emerging Infectious Diseases*, 30(3), 581-585.
6 Gessain N, *Engl J Med* 2022;387:1783-1793.
7 Ziegler et al., *Viruses*. 2020 Apr 15;12(4):448; Ruscher et al., *Euro Surveill*. 2023 Nov;28(48):2300258.
8 Sander et al., Commun. Biol. 5, 491 (2022); Zhu et al., *Virol. Sin.* 38, 344–350 (2023).
9 https://inb.who.int/.
10 https://www.rki.de/DE/Content/Infekt/IGV/igv_node.html#doc2391006bodyText1.
11 https://www.reuters.com/business/healthcare-pharmaceuticals/world-has-entered-stage-vaccine-apartheid-who-head-2021-05-17/.
12 https://www.theguardian.com/world/2021/aug/16/gordon-brown-hits-out-at-eu-neocolonial-approach-to-covid-vaccine-supplies.
13 https://www.aerzteblatt.de/nachrichten/121405/Bundespraesident-mahnt-zu-Solidaritaet-bei-Impfstoffverteilung.
14 »Argumentaire«, Verteilung von Impfstoffen des Auswärtigen Amtes vom 29. April 2020, im Besitz von Georg Mascolo.
15 https://www.washingtonpost.com/world/2022/09/26/who-tedros-covid-19-pandemic/.
16 https://www.dw.com/en/no-the-who-isnt-trying-to-grab-pandemic-lockdown-powers/a-65803596.
17 https://www.euronews.com/health/2023/02/03/how-is-the-world-health-organization-funded-and-why-does-it-rely-so-much-on-bill-gates.
18 https://www.auswaertiges-amt.de/de/service/laender/ruanda-node/-/2636042.
19 Gould, *N Engl J Med* 2023;388:1633-1636.
20 https://www.globalforumhealth.org/About/10-90-gap/; Spiegel et al., *Lancet* 2003 Sep 13;362(9387):917-8.
21 https://cepi.net/cepi-20-and-100-days-mission.
22 https://www.leopoldina.org/fileadmin/redaktion/Publikationen/Nationale_Empfehlungen/2021_Stellungnahme_Antivirale_Substanzen.pdf.
23 https://www.pei.de/DE/newsroom/pm/jahr/2022/07-pandemiebereitschaftsvertraege-unterzeichnet-schnelle-verfuegbarkeit-impfstoffe.html-.
24 Recherchen von Georg Mascolo.
25 https://www.tagesspiegel.de/politik/die-krise-ist-der-normalfall-4758481.html.
26 https://www.gov.uk/government/organisations/uk-commission-on-covid-commemoration.

Sachregister

2G-/3G-Regelungen 91 ff., 248

AfD (Alternative für Deutschland) 8, 78
Affenpocken 220
AIDS s. HIV
Alpha-Variante 84, 86, 88, 91, 245
Arbovirus 219
Asiatische Grippe 14
AstraZeneca 246
Ausgangssperren 22, 35, 63, 140
Auswärtiges Amt 27, 39, 227

Beatmung 40, 42, 46, 58, 126
Bergamo 54, 63
Bernhard-Nocht-Institut 59, 209, 211
Bild 135, 157 f., 163, 165–168
Bill & Melinda Gates Foundation 229
Biologische Waffen 33, 124, 184, 196, 203, 210 f.
Bioterrorismus 204, 206, 210
BioNTech 88, 96, 245 f.
Booster-Impfung 89, 100, 226, 249
Bulgarien 144
Bundesnachrichtendienst (BND) 17, 197
Bundespressekonferenz 45, 159
Bundeswehr 34

CEPI (Coalition for Epidemic Preparedness Innovations) 223, 233
Charité 14, 39, 45 f., 57 f., 79, 104, 158, 168

Chikungunya-Virus 218, 221
China 11, 14–19, 23, 25 f., 33 f., 50, 143 f., 146, 181–190, 192 f., 195, 197 ff., 202, 205, 209, 213 f., 216, 228 f.
Cholera 17, 82, 241
Cicero 158
Corona-Expertenrat der Bundesregierung 112, 114, 125, 172, 187
Corona-Wellenbrecher-Gesetz 71

Dänemark 46, 244
Datenmissbrauch 176 f.
DEFUSE-Antrag 205, 208, 211
Delta-Variante 88 f., 91, 99 f., 247
Dengue 221
Desinformation 89, 128, 152 f., 164, 211, 228
Deutsche Forschungsgemeinschaft (DFG) 150, 210
Deutsches Institut für Katastrophenmedizin 40
Durchseuchung 63

Ebola 209
EcoHealth Alliance 204, 214
Einzelhandel s. Handel
Enquetekommission des Bundestages 238
Ethikrat 206, 210
Europäische Arzneimittel-Agentur (EMA) 247

Europäische Union (EU) 29, 88, 245 f., 249
Evidenzsynthese 140 f.

FAZ 150
Finnland 119
Fledermäuse 15, 18, 31, 183 f., 188, 204 ff., 222
Fort Detrick 183
Fox News 228
Frankreich 50, 67, 72, 74, 122, 244
Freedom Day 165
Freiheitsrechte 22, 94, 149 f., 176 f.
Furin-Spaltstelle 198, 206, 212, 222
Fußballstadien 91, 177, 243

Gain-of-Function-Experimente 202 ff.
Gastronomie 55, 65, 71 f., 87, 142, 176, 244, 248
Gesellschaft für Virologie 49, 76, 127, 172 f.
Gesundheitsämter 29, 55 ff., 62, 147, 245
Gesundheitsministerium 16, 32, 35, 40 f., 65, 77, 80, 94, 98, 114, 136, 146
Gesundheitssystem/-wesen 8, 26, 41, 43, 62, 109, 224, 227 f., 236
Globaler Süden 89, 223–230, 233 f.
Great Barrington Declaration 131 f.
Grenzschließungen 43, 244
Griechenland 70
Grippe s. Influenza
Großbritannien 50 f., 63, 71 f., 85, 88, 91, 112 f., 122 ff., 140, 144, 169, 197, 240, 245
Guardian 169

H5N1 s. Vogelgrippe
Handel 82, 142, 249
Händewaschen 57
Hasso-Plattner-Institut (HPI) 250

Heinsberg 35, 46 f., 130
Helmholtz-Gesellschaft 175
Hepatitis 16
Herdenimmunität 121
HIV/AIDS 13, 16
Homeoffice 48, 52 f., 72, 81 f., 118, 131, 140, 246
Homeschooling 82
Hongkong 14, 101, 144, 147
Hygiene-Demos 77
Hygienekonzepte 66

Immunflucht 88, 99
Immunität 14, 63, 99, 102, 104, 130, 132, 144, 217 f., 220, 231
Impfpflicht 61, 93–97, 100, 122, 165, 176, 249 f.
Impfquote 61, 89 f., 92, 122, 143
Impfschäden 98
Impfskepsis/-gegner 89, 93, 234
Impfungen 9, 13, 30, 58, 61, 80, 84, 86, 88–101, 103 f., 118, 121 f., 126, 144, 153, 171 f., 177, 203, 206, 209, 220, 223–227, 230–235, 237, 245–250
Indien 88
Infektionsketten 62, 190 f., 245
Infektionsschutzgesetz 22 f., 72, 248
Influenza (Grippe) 14, 16, 25, 31, 45, 103, 128 f., 132, 198, 207, 219, 222
Inkubationszeit 20
Innenministerium 35, 41, 43, 56 f., 65, 71, 77
Intensivstationen 7, 21, 32, 42 f., 46, 58, 62, 93, 124, 126, 157, 178
Interministerielle Koordinierungsgruppe 124
Internationale Gesundheitsvorschriften 225
Inzidenz 87, 171, 245, 247 f.

Isolierstationen 32
Israel 89
Italien 54, 62, 72, 92, 122

Japan 68
Jena 147f.
Johannes-Gutenberg-Universität Mainz 163, 174
Johns Hopkins University 102
Johnson & Johnson 247

Kassenärztliche Bundesvereinigung (KBV) 75f.
Kinder 30, 44f., 47–52, 85f., 130, 141, 247, 249f.
Kinderlähmung 13
Konsiliarlabor für Coronaviren 40f.
Kontaktbeschränkungen 64, 66, 71, 113, 141, 148, 245
Krankenhäuser 29, 60, 63, 82, 141, 146, 228, 230, 247, 249
Krankenkassen 236
Krebs 235
Krisenmanagement 8f., 61, 68, 70, 238
Kühe 218

Labor-Hypothese 184ff., 186, 191, 196–200, 204ff., 209, 211f., 214f.
Lancet, The 202f.
Leibniz-Gemeinschaft 80, 175
Leopoldina 25, 29, 76, 109–113. 166, 172, 175, 210, 235
Letalität 63
Lockdowns 22, 25f., 53, 61, 66, 68, 71, 84, 92, 99, 121, 145, 166f., 183, 227f., 245
Long Covid 104f.
Ludwig-Maximilians-Universität München 163, 174
Luxemburg 244

Malaria 227
Marderhunde 183, 187f., 192, 222
Masern/-schutzgesetz 94
Masken/-pflicht 51, 72, 74, 78, 87, 140f., 146–150, 246, 249f.
Max-Planck-Gesellschaft 175
Medien 8, 15, 28, 31, 36f., 46, 49, 70, 77, 90, 105, 108, 116, 127f., 132, 143, 151, 153–178, 183f., 215, 228, 239
MERS-Coronavirus 219f.
Ministerpräsidentenkonferenz (MPK) 43–46, 49, 54, 64f., 75, 80, 84, 89, 92, 117, 124, 237
Modellierungen 43, 50, 75, 133f.
Moderna 246
Mortalität s. Sterblichkeit
Moskitos 218f., 221
Münchner Sicherheitskonferenz 33ff., 223

National Covid Memorial Wall 241
Neuseeland 117
Nipah-Virus 220
No-Covid-Initiative 145
Norovirus 219
Norwegen 119
Novavax/Nuvaxovid 248

OECD 53
Omikron-Variante 99–103, 144, 248, 250
Österreich 46, 244
Österreichische Akademie der Wissenschaften 175
Osterruhe 86, 247

Pandemie-Bereitschaftsverträge 236
Pandemiefonds der Weltbank 223, 228
Pandemiepläne 21, 64
Pandemievertrag, weltweiter 224f., 228

Pest 241
Pfizer 88, 96, 245 f.
Pflegeheime 70, 85, 142, 245, 247, 249 f.
Pharmaindustrie 87, 153, 226, 232, 236 f., 245
Pocken 13, 94, 209, 220 f.
Podcast (Drosten/NDR) 22, 31, 36 f., 41 f., 44, 49, 57, 67, 71, 81, 90, 98, 100, 102 f., 115, 122, 161
Polen 46
Pool-PCR-Tests 51
Post-Covid-Syndrom 50
Präventionsparadox 73 f.
Presserat 135, 166 ff.
ProMED 11
Psychosoziale Auswirkungen 110

Quarantäne 20, 22 f., 41, 51, 141, 248

Reichsbürger 98
Resilienz 239
Restaurants s. Gastronomie
Robert Koch-Institut (RKI) 15 f., 25, 27, 32, 41, 49, 75, 80, 86, 109, 113, 117, 122, 136, 148, 201 f., 247, 250
Royal Society 140 f., 143
Ruanda 231
Rudolf-Augstein-Stiftung 163
Russland 100, 143 f., 211
R-Wert 7, 141

Sachverständigenausschuss zur Aufarbeitung der deutschen Coronamaßnahmen 137–140
SAGO-Kommission 223
SARS 12 f., 15, 18, 24, 26, 28, 58 f., 181, 183, 187 f., 192, 195, 205 f., 209, 216, 221 f.
Schleichkatzen 183, 188

Schulschließungen 41, 43–53, 71 f., 80 ff., 119, 131, 136, 141, 177 f., 244, 246
Schutzkommission des Bundes 134, 137
Schwarzer Schwan (Arbeitsgruppe) 56 f.
Schweden 117–122, 177
Schweinegrippe 13 f., 74, 203
Schweiz 244
Scientific Advisory Group fort he Origins of Novel Pathogens (SAGO) 181 ff. 185
Sequenzierung 59, 193, 229 f.
Singapur 209
Soziales Ende der Pandemie 102 f.
Spanien 12, 64, 67, 72, 122
Spanische Grippe 12, 44, 57, 104, 131, 148
Spiegel 21, 68, 96, 98, 127, 159, 163, 170
Spike-Proteine 205 f.
Ständige Impfkommission (STIKO) 246 f., 249 f.
Sterblichkeit (Mortalität) 24, 42, 63, 72, 91, 119 f., 129, 132, 178
Stringency-Index 119 f.
Supermärkte s. Handel

Tagesspiegel 135
Taiwan 209
Talkshows 70, 108, 136, 152, 160 ff., 170 ff., 174
Testungen 47 f., 51, 57, 59, 81, 86 f., 91, 141 f., 248
Tigermücken 221
Tönnies 83
Translationslücke 232 f.
Triage 40
Tschernobyl 124
Tuberkulose 227

Übermedien 165
Übersterblichkeit 72, 144
Ukraine 13, 100, 211
UNICEF 141
USA 12, 14, 44, 50, 67, 131, 133, 146, 148 f., 171, 183, 185, 195 f., 204, 209, 211 f., 215, 239

Valneva 250
Vereinte Nationen (UN) 210
Verfassungsschutz 78, 80
Versammlungsverbote 44, 63, 140, 148, 177
Verschwörungserzählungen 7, 61, 78, 94, 195, 200 f., 215, 245
Vertrauensintervall 191
Vietnam 33
Virulenz 58, 86, 203, 221
Vogelgrippe (H5N1) 7, 33, 56, 203 f., 207, 218 f.

Webasto 23 ff., 32, 35, 196, 243
Wellcome Trust 196 f.
Welt 158
Weltgesundheitsorganisation (WHO) 9, 15 f., 20, 34, 60, 72, 76, 81, 89, 103, 117, 141, 148, 150, 181 f., 185 f., 196, 202, 213, 215 f., 223 f., 226, 228 f., 248
West-Nil-Virus 221, 232
Wildtiermärkte 26, 192, 216, 222 f.
Wuhan 11, 14 ff., 19, 23–26, 34 f., 129, 147, 182 f., 185–190, 192 f., 195, 199, 202, 212 ff.
Wuhan Center for Disease Control and Prevention 192

ZEIT 170 f.
Zyklen für Pandemien 217 f.